Programme de mise en forme

VENTRE, TAILLE, HANCHES

10 minutes par jour pour améliorer votre silhouette

Programme de mise en forme

VENTRE, TAILLE, HANCHES

10 minutes par jour pour améliorer votre silhouette

Sabine Letuwnik

VIGOT

Traduit de l'allemand par Eva Vigot

Photos intérieures : Horst Lichte
Photo de couverture : AGE/La Photothèque SDP

Dépôt légal : novembre 2001 – ISBN 2 7114 1469 8

Imprimé en France Par Pollina, 85400 Luçon - n° L85113

Sommaire

Avant–propos

Pendant mes deux grossesses, j'ai rencontré beaucoup de femmes qui, comme moi, voulaient rapidement retrouver leur ligne d'avant. Cette expérience personnelle m'a incitée à développer un programme de mise en forme spécifique pour le corps. En raison des résultats rapidement visibles, ce programme a été adopté aussi bien par les femmes que par les hommes avec grand enthousiasme. Les demandes de cours furent tellement nombreuses, que, faute de temps, je me suis résignée à mettre les exercices sous forme de livres.
La plupart des personnes qui travaillent manquent de temps, en particulier les mères de famille ; elles veulent pouvoir suivre un programme individuel, qui demande peu de temps et puisse être exécuté chez soi.
Le programme pour avoir une belle silhouette ne dépasse pas 10 minutes, et pour y parvenir, il est impératif de l'intégrer dans vos activités journalières et de vous y tenir. Si vous ne voulez pas vous entraîner seul(e), demandez à un(e) ami(e) de se joindre à vous. Considérez l'exécution du programme de mise en forme comme un passe–temps agréable et efforcez–vous d'acquérir une attitude positive envers les exercices.

Je remercie la société Reebok d'avoir habillé notre modèle Elke Diefenbach du studio Sport et Loisir « Highlight » à Usingen, ainsi que le Studio « Müller's Company » à Schmitten où les photos ont été prises.

Amusez–vous bien et bonne chance.

Sabine Letuwnik

COMMENT DÉBUTER

Ce que vous devez savoir

Notre vie quotidienne et professionnelle est souvent caractérisée par une absence quasi totale de mouvement, et il n'est pas rare que des bourrelets apparaissent et que les muscles manquent de tonus. Chez les femmes, les grossesses sont presque toujours un « événement qui marque le corps » et il leur est difficile de retrouver leur poids et leur ligne d'origine, et lorsque l'on est mécontent(e) de sa silhouette, la confiance en soi souffre également. Les personnes qui ont une surcharge pondérale n'aiment pas se montrer à la piscine ni à la plage et n'ont plus envie de faire du sport. Elles s'essoufflent au moindre petit effort et réclament sans arrêt des pauses.

À vous de décider d'être en forme, en meilleure santé, d'avoir une silhouette parfaite et plus confiance en vous.

En faisant régulièrement les exercices de mise en forme de ce livre, votre silhouette s'améliorera progressivement et durablement, car ils ont des bases scientifiques et ne représentent pas un phénomène de mode, comme il nous en arrive souvent des États-Unis. Les exercices de mise en forme sont **faciles et efficaces**. Contrairement à ceux dont les postures sont immobiles ou les mouvements restreints, les exercices du programme de mise en forme sont exécutés de façon dynamique avec des mouvements amples et contrôlés. Le principe est le grand nombre de répétitions avec peu de résistance (intensité).

Ceci a plusieurs avantages :

- La consommation de calories est bien plus importante que pendant les exercices avec des postures immobiles.
- Le bon fonctionnement à long terme des articulations est assuré, car ces dernières seront plus résistantes.
- La respiration ne doit pas être bloquée pendant les exercices. Pendant leur durée on respirera calmement et régulièrement, ceci n'étant pas toujours possible pendant des postures immobiles ou des exercices avec mouvements restreints.

• En ciblant les zones que vous voulez modeler en priorité, vous éviterez des exercices inutiles, vous gagnerez du temps, et l'entraînement sera très efficace.

Comme vous pouvez le constater, le programme de mise en forme a de grands avantages. Entraînez–vous, et jugez par vous–même de votre réussite !
En plus de la mise en forme pour *Ventre, taille et hanches* il existe aussi la mise en forme *Fessiers et jambes* et *Bras et poitrine* dans la même collection.
Pour faire encore plus pour votre forme et votre santé, nous vous proposons d'autres ouvrages de nos diverses collections : *Gymnastique douce, Gymnastique douce pour le plancher pelvien, Gymnastique douce de la nuque, Gymnastique douce pour le dos, Gymnastique aquatique, Le stretching, Guide pratique de la mise en forme*, etc.

Conseils pour la vie de tous les jours

Voici quelques conseils pour tous les jours : complétez votre programme de mise en forme en vous étirant comme un chat juste avant de vous lever.
Contractez les muscles du dos, du ventre et des deux côtés du torse lorsque vous êtes encore couché(e) ou en vous levant.
Pendant la journée, assis(e) ou debout, essayez de vous étirer le plus possible, en levant les bras à la verticale. Vous vous sentirez un peu mieux tous les jours !

Voici comment fonctionne le programme de mise en forme

Pour obtenir des résultats, il est indispensable de faire les exercices tous les jours pendant **10 à 30 minutes**. La fréquence est aussi importante que la durée, il faut donc s'entraîner pendant des semaines, voire des mois. Effectivement ici une fois n'est pas coutume.

Après une ou deux séances d'exercices, vous vous sentirez déjà **plus tonique et en meilleure forme**, car le programme de mise en forme augmente très rapidement le tonus musculaire, ce qui procure un bien–être immédiat.

L'amélioration de votre **forme physique** peut déjà se mesurer après la première semaine. Cela dépend évidemment de votre condition physique de départ. Vous constaterez les premiers résultats visibles d'une transformation de votre corps après deux à six semaines. Il ne faut donc surtout pas abandonner ! Il est très important que vous preniez votre entraînement au sérieux et que vous vous concentriez pendant les exercices. Si pendant la séance vous ressentez une certaine fatigue et transpirez, encore un petit effort. C'est l'évidence même : « À vaincre sans péril, on triomphe sans gloire ».

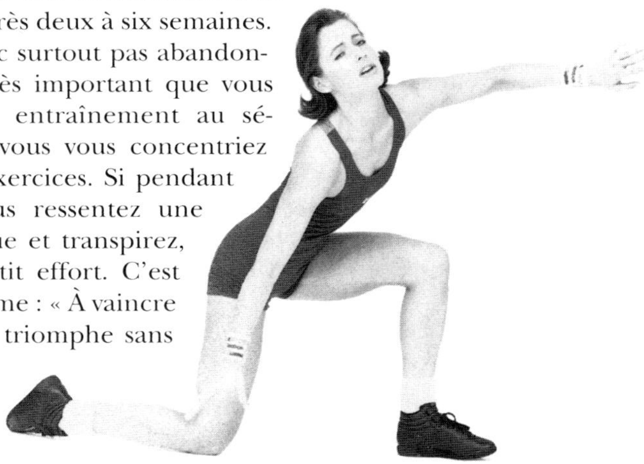

EFFETS DE L'ENTRAÎNEMENT PHYSIQUE

- ✓ Amélioration de l'état général
- ✓ Meilleure estime de soi
- ✓ Meilleure conscience de son corps
- ✓ Moindre tendance à la dépression, diminution de la nervosité
- ✓ Meilleur équilibre
- ✓ Sommeil réparateur
- ✓ Amélioration du comportement social et des contacts humains
- ✓ Augmentation de la capacité de concentration
- ✓ Meilleur contrôle du stress
- ✓ Diminution de la consommation d'alcool et de médicaments
- ✓ Meilleure hygiène alimentaire
- ✓ Réduction de la surcharge pondérale, perte de la graisse
- ✓ Protection contre les maladies cardio–vasculaires
- ✓ Diminution du cholestérol
- ✓ Meilleure résistance aux maladies
- ✓ Meilleure digestion

Les programmes de *mise en forme* ciblent certaines zones de votre corps pour en raffermir les tissus. Les muscles se trouvent juste en dessous. Cela concerne aussi bien les bras, que la poitrine, le ventre, les fessiers ou les jambes. Si vous faites des exercices ciblant toute cette musculature, vous perdrez de la graisse, et en même temps vos muscles se raffermiront (augmentation du tonus). Après quelques séries d'exercices, leur volume augmentera, et vous perdrez de la graisse. Votre silhouette sera plus ferme grâce à la musculature qui augmente et les tissus adipeux qui diminuent.
Beaucoup de femmes ont peur de développer trop de masse musculaire. Qu'elles se rassurent, la plupart d'entre elles n'auront jamais ce problème, grâce à leur système hormonal, et il faudrait qu'elles suivent un programme de bodybuilding, qui n'a rien à voir avec le programme de mise en forme.

Un effet non négligeable supplémentaire du programme de mise en forme est l'amélioration de votre posture – et une bonne posture est une partie essentielle d'une silhouette parfaite.

Appétit et mise en forme

Cependant l'entraînement seul ne suffira pas pour avoir une silhouette de rêve. L'aspect du corps dépend principalement de l'hérédité et du type morphologique. Il est évident que vos habitudes alimentaires peuvent aussi influer sur votre ligne. Si vous ingérez plus de calories que vous ne pouvez en dépenser, une prise de poids sera inévitable. Consommez moins, mangez une nourriture saine et moins de matières grasses et surtout suivez le programme de mise en forme.

Quand vous faites de l'exercice votre dépense énergétique augmente, et si en même temps ce besoin d'énergie n'est pas couvert par la quantité de calories absorbées, la graisse diminue. En conséquence, les graisses se dégagent des tissus adipeux et se transforment en énergie, et vous perdez du poids. Pour déclencher ce processus, le programme de mise en forme convient particulièrement. Il vous permet en plus d'influencer votre ligne d'une manière bien ciblée.

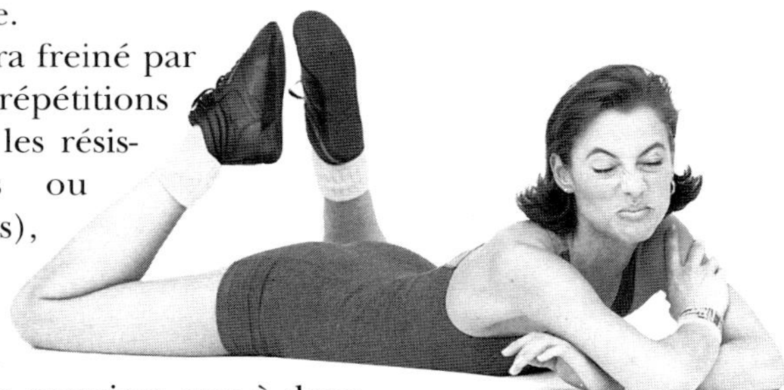

Votre appétit sera freiné par les exercices à répétitions nombreuses, et les résistances légères ou moyennes (poids), proposées dans le programme de mise en forme. Faites vos exercices une à deux heures avant les repas. Vous serez étonné(e) de constater que vous maîtrisez bien mieux votre appétit. Vous pouvez aussi sauter un repas et faire les exercices à la place. Cela en vaut la peine !

Avant de commencer

Quel âge avez-vous ?

Si vous avez au maximum trente ans, et êtes sportif(ve) et en bonne santé, vous pouvez commencer sans attendre.
Si vous avez dépassé les trente ans et êtes en bonne santé, mais si vous n'avez pas pratiqué de sport depuis quelques années, commencez doucement au niveau 1. Lorsque vous le maîtriserez sans problème, passez au programme du niveau 2.
Si vous n'êtes pas entraîné(e), et avez plus de quarante ans, il est préférable de consulter votre médecin pour faire un bilan de santé.

Êtes-vous en bonne santé ?

Si vous êtes atteint(e) d'une maladie ou si vous avez des blessures récentes ou anciennes, des problèmes organiques ou orthopédiques, vous devez, indépendamment de votre âge, consulter votre médecin. Il peut vous conseiller soit d'ajouter soit de supprimer certains exercices.

Êtes-vous débutant(e) ou confirmé(e) ?

Si vous êtes débutant(e) vous devez impérativement commencer au niveau 1. Si vous n'avez aucun mal à exécuter les exercices et ne souffrez pas de courbatures, vous pouvez alors être plus exigeant(e) avec vous-même et passer au niveau 2.

Avez–vous un excédant de poids ?

Si vous avez une surcharge pondérale, vous devez être attentif(ve) à ce que les muscles de votre dos soient bien contractés pendant les exercices. Au début, il faut éviter de sauter, surtout sur une jambe. Les mouvements inhabituels et votre poids excessif provoqueront des douleurs dans les articulations qui seront trop sollicitées.

Ne vous comparez pas à une personne très mince. Pour bouger quelques kilos en trop il vous faut fournir plus d'efforts que cette personne, c'est pourquoi vous vous essoufflez plus facilement, mais faites tout de même un effort. Comptez sur le temps, pour l'amélioration de votre bien–être et le nombre de kilos que vous allez perdre.

La séance d'entraînement

Échauffement – mise en forme – retour au calme

Une séance d'entraînement est divisée en trois parties. Le programme de mise en forme commence toujours avec des exercices préliminaires (échauffement) suivis par le programme de mise en forme proprement dit, et se termine par le retour progressif au calme.

L'échauffement prépare les corps à l'entraînement en accélérant les rythmes cardiaque, circulatoire et respiratoire. Commencez une séance d'exercices doucement pour éviter fatigue ou épuisement.
Les exercices préparatoires ne doivent pas vous sembler ennuyeux ; il faut essayer de les exécuter d'une façon variée et stimulante. Plus vous êtes en forme physiquement, plus l'échauffement sera long.
Pour vous échauffer, il vous faudra un peu plus de temps le matin que le soir, et dans un endroit chauffé vous aurez besoin de moins de temps que dans un environnement froid.

Ensuite vous suivrez le programme proprement dit : **les exercices spécifiques** pour le ventre, la taille et les hanches. Étant donné que vous serez bien préparé(e) grâce à l'échauffement, vous ne reculerez pas devant des exercices plus difficiles. La maxime : « À vaincre sans péril on triomphe sans gloire » trouve toute sa valeur pendant ces exercices.

Le retour progressif au calme doit calmer le métabolisme. L'organisme, physique et psychique, qui fournit un effort soutenu pendant un certain temps doit être doucement ramené au calme. Ne demandez plus de gros effort à votre corps.
Le retour progressif au calme aide à une meilleure détente et augmente l'envie de recommencer.
Terminez le programme avant d'être complètement épuisé(e). Il serait en effet dommage de perdre l'envie de recommencer votre entraînement parce que la dernière séance a été trop fatigante... et cela n'est pas dans votre intérêt.

Le temps qu'il vous faut

On demande toujours combien de temps il faut consacrer à l'entraînement : il n'y a malheureusement pas de réponse toute faite : on ne peut répondre qu'individuellement. En pratique il s'est avéré que si l'on s'entraîne tous les jours, 10 minutes d'exercices de mise en forme proprement dite suffisent pour atteindre l'objectif.
En revanche, si vous ne vous entraînez que trois fois par semaine, le temps des exercices devrait durer de 20 à 30 minutes environ. Lorsque l'on est débutant(e), il faut souvent consulter le livre et on a besoin de nettement plus de pauses, mais lorsque vous en serez au stade de confirmé(e), vous aurez pris l'habitude et, grâce à votre meilleure condition physique, vous aurez moins besoin de pauses, ce qui vous permettra d'abréger la séance d'entraînement. Pour que cette dernière soit efficace, il est important d'adopter une attitude positive. Le programme de mise en forme est un loisir et on peut n'en avoir jamais assez.

Comment évaluer vos progrès

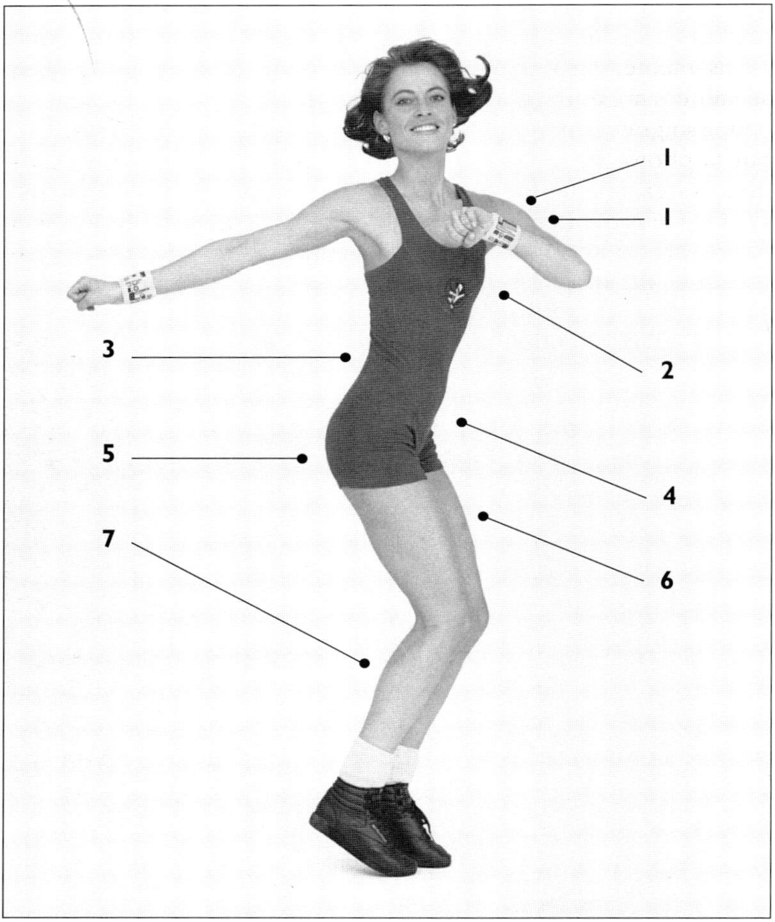

Pesez–vous avant chaque séance de mise en forme. Vous serez encouragé(e) par une perte de poids ou averti(e) d'une prise de kilos. Prendre régulièrement les mesures des parties de votre corps que vous voulez améliorer sert aussi à contrôler les résultats. Ces mesures seront prises si possible par la même personne [vous–même, ami(e)] et à intervalles réguliers, une fois par semaine par exemple.
Notez soigneusement votre poids et vos mensurations.
Sur la photo (page de gauche) vous trouverez d'autres points de mesures en plus de ceux pour la taille, le ventre et les hanches. Comme le programme de mise en forme pour la taille, le ventre et les hanches a aussi des effets positifs sur toute la silhouette, il est recommandé de prendre toutes les mensurations indiquées.

POINTS DE MESURES

1	**Partie supérieure du bras**	Départ du deltoïde (alternatif du biceps) lorsque le bras est levé vers l'avant
2	**Tour de poitrine**	Au niveau du mamelon. Faites attention à bien placer le mètre
3	**Taille**	**Sous les dernières côtes**
4	**Ventre**	**On mesure le tour du ventre 3 cm sous le nombril**
5	**Hanche (fessiers inclus)**	**On mesure au point le plus large**
6	**Cuisse**	5 cm en dessous du pubis. Attention à bien entourer la cuisse avec le mètre
7	**Mollet**	On mesure au point le plus large

Quels vêtements porter ?

Pour faire de l'entraînement physique ne choisissez que des vêtements en fibres naturelles (coton) ou spéciales pour le sport (Taktel, Goretex). Ceux en fibres synthétiques ne conviennent pas, car ils provoquent une transpiration froide sur la peau qui émet une odeur désagréable de sueur. Portez plutôt plusieurs vêtements légers qu'un seul trop lourd. Des vêtements amples et élastiques sont plus confortables que des vêtements serrés.

Les chaussures de gymnastique ou de jogging sont à proscrire pour les exercices chez soi. Les chaussures de gymnastique ne disposent pas en effet d'une semelle intérieure et ne maintiennent pas le pied ; quant à celles de jogging leur semelle est souvent très large et vous pouvez facilement vous tordre le pied. Les conséquences pour l'articulation du pied peuvent être graves. Pour la gymnastique choisissez des chaussures de sport normales à semelles plates, ou des chaussures d'aérobic que vous trouverez dans les magasins spécialisés.

S'ENTRAÎNER

Ce que vous pouvez faire

Les règles que vous devriez toujours respecter

- Évitez de bloquer votre respiration ! Lorsqu'un exercice est trop difficile, les débutant(e)s en particulier, ont tendance à bloquer leur respiration. Respirez doucement et régulièrement. Expirez au moment de l'effort, lorsque vous contractez les muscles.
  Un conseil : si vous n'arrivez pas à respirer correctement, comptez chaque répétition à voix basse, vous serez ainsi contraint(e) de respirer pendant chaque exercice !
- Votre maintien et la technique correcte sont aussi importants que la respiration. Lisez soigneusement la description des exercices et comparez–la aux photographies. Ensuite vous pourrez commencer.
- Concentrez–vous. L'échauffement, les exercices et le stretching sont souvent exécutés accessoirement. Le manque de concentration, la fatigue et trop d'efforts sont la cause fréquente de blessures, comme par exemple une foulure du pied.
- Le retour progressif au calme doit être pratiqué de la même manière que l'échauffement. Il vous détendra ainsi que vos muscles et abaissera votre tension. Vous aurez bien plus envie de recommencer, car si vous terminez votre mise en forme dans un état d'épuisement, vous direz peut–être : « Plus jamais », ce qui n'est pas dans votre intérêt !

ÉCHAUFFEMENT

1 – 9

Avant de commencer la partie spécifique de mise en forme, vous devriez toujours exécuter les exercices préparatoires, généraux et particuliers.
Le système cardio–vasculaire sera préparé à l'effort, ainsi que les muscles, les tendons, les ligaments et les périostes. Vos mouvements seront plus souples et vous sembleront de plus en plus faciles.
Pour rythmer l'échauffement vous pouvez mettre de la musique légère, mais pour une meilleure concentration pendant la partie principale de mise en forme, supprimez–la.

Courez légèrement sur place en entraînant les bras tout en fléchissant les genoux et les pieds.

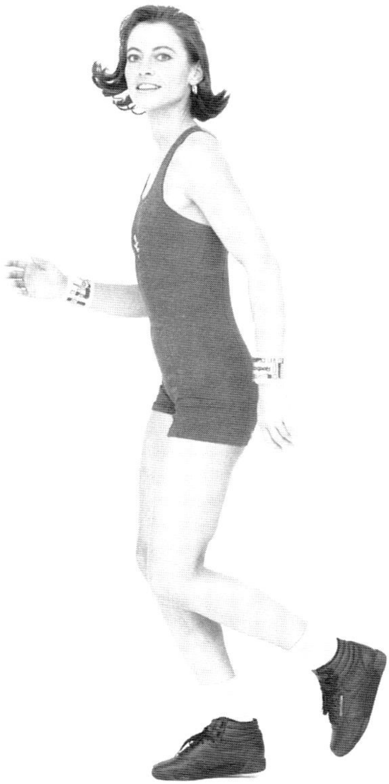

Durée de l'effort
1 à 3 minutes

Échauffement

Courez légèrement sur place en entraînant les bras. Relevez bien les genoux vers la poitrine en courant.

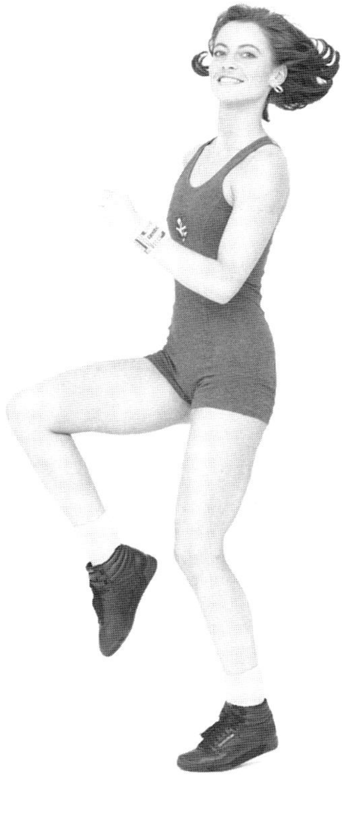

Durée de l'effort
1 à 2 minutes

Sautez sur place avec les jambes serrées. Tournez le buste dans un sens et les hanches dans l'autre, tout en sautant et en entraînant les bras.

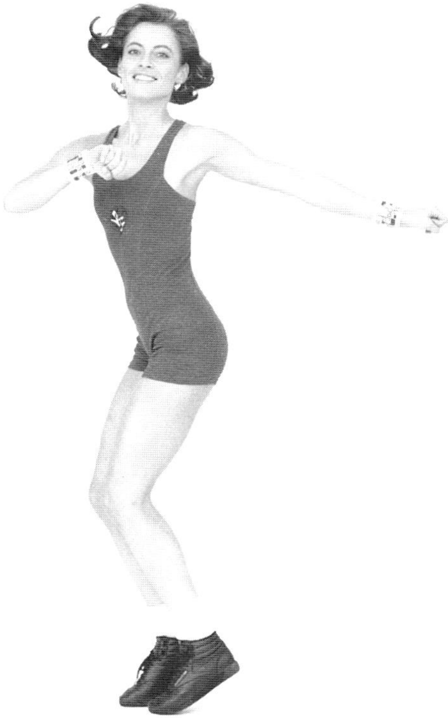

Durée de l'effort
1 à 2 minutes

Échauffement

Tout en courant sur place, touchez le genou droit avec le coude gauche et inversement. Si vous n'êtes pas encore assez entraîné(e), insérez quelques pas.

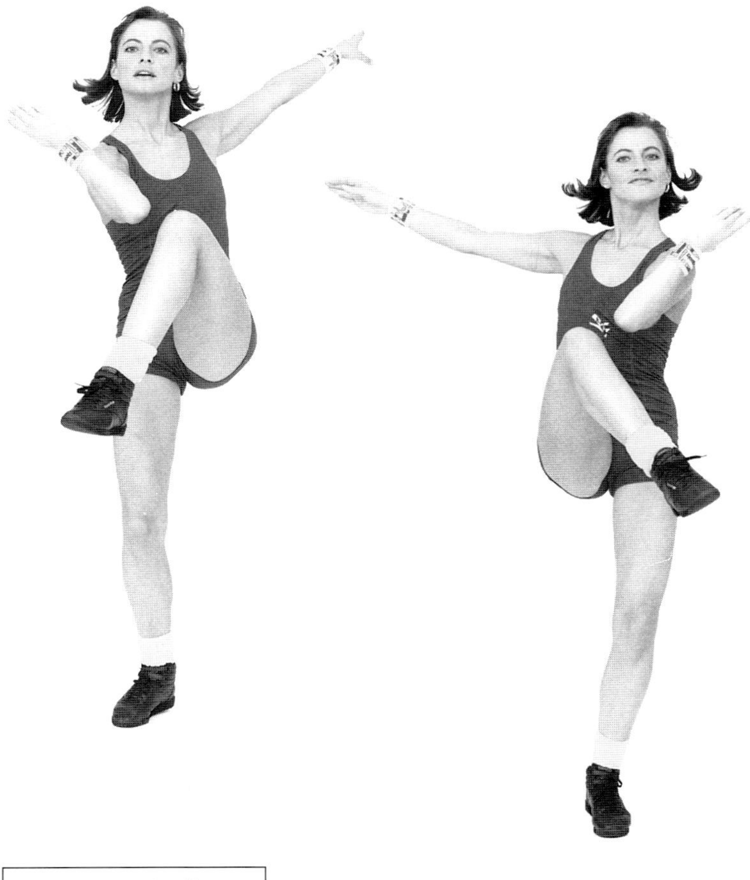

Durée de l'effort
30 secondes à 1 minute

Levez les bras au-dessus de la tête, puis fléchissez, relevez, fléchissez les bras en les dirigeant tour à tour vers le genou droit puis gauche, relevé.

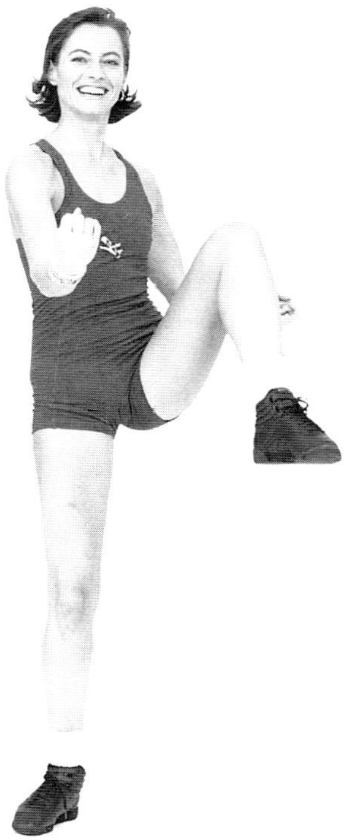

Durée de l'effort
30 secondes à 1 minute

Échauffement

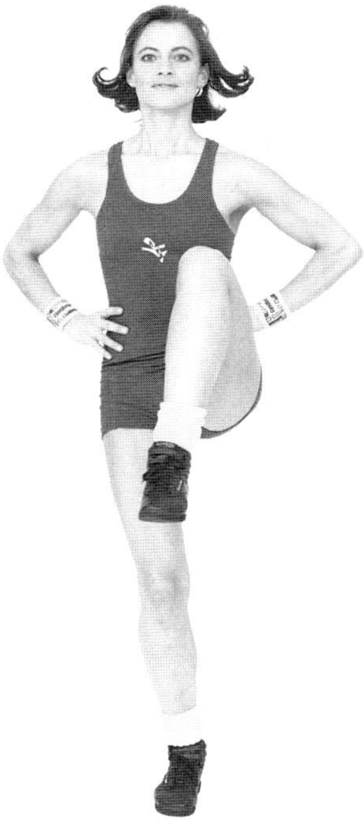

Sautez sur place en dirigeant le genou gauche vers le côté gauche. Au pas suivant dirigez le genou vers le côté extérieur gauche. Changez de jambe.

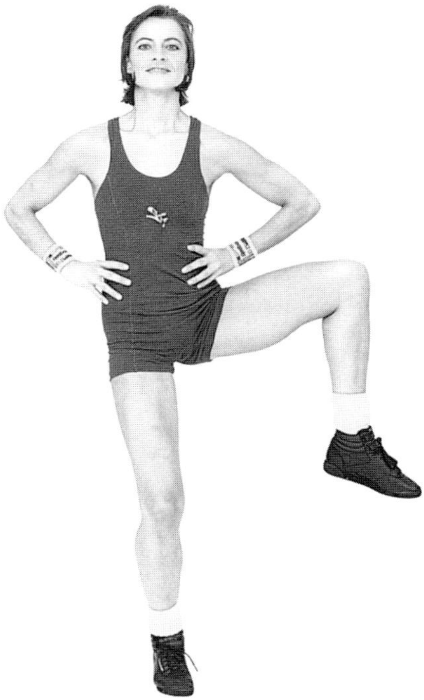

Durée de l'effort
30 secondes à 1 minute

Pantin. Ouvrez et fermez les bras et les jambes en sautant.

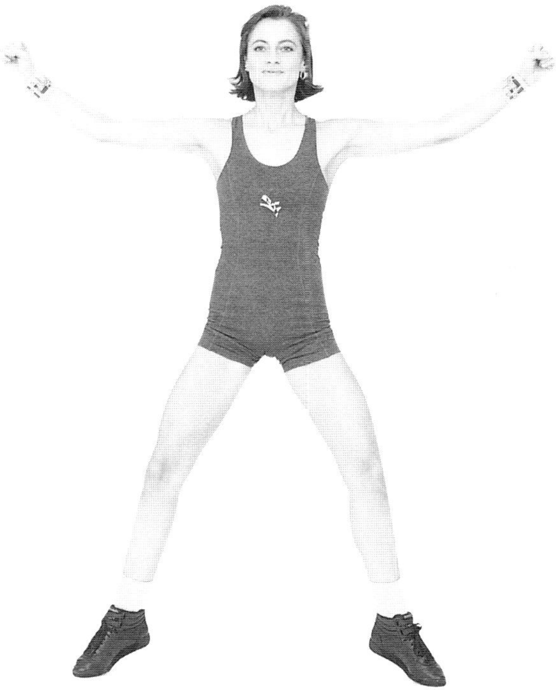

Durée de l'effort
30 secondes à 1 minute

8 Échauffement

Tenez un bâton avec les deux mains au niveau de la nuque. Tournez le buste lentement et régulièrement à gauche puis à droite. Pas de mouvements saccadés.

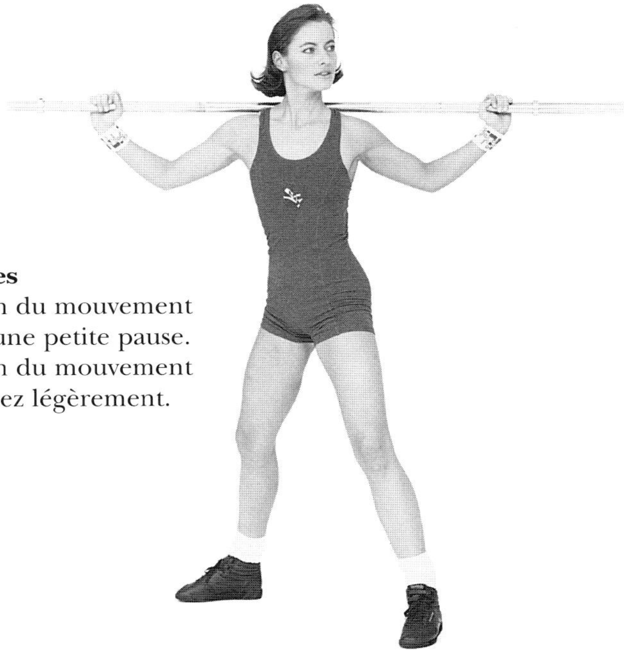

Variantes
- À la fin du mouvement faites une petite pause.
- À la fin du mouvement balancez légèrement.

Durée de l'effort
30 secondes à 1 minute

Touchez tour à tour le genou gauche avec le coude droit et le genou droit avec le coude gauche.

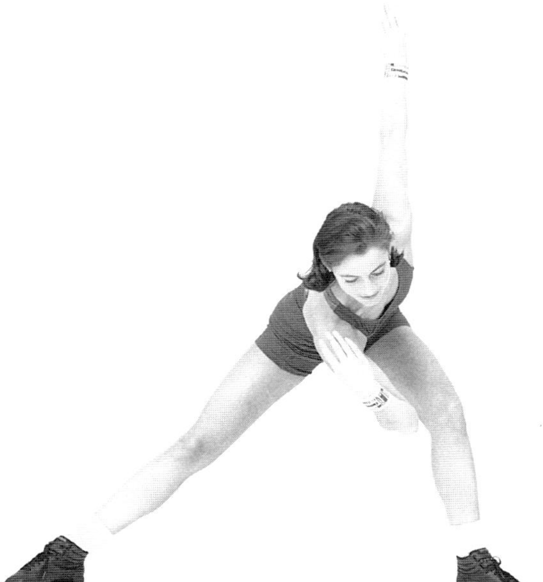

Durée de l'effort
30 secondes à 1 minute

PROGRAMME DE MISE EN FORME

pour le ventre, la taille et les hanches

1 – 43

Lisez d'abord attentivement la description des exercices, regardez bien les photos, puis commencez. La durée de l'exercice est donnée en bas de chaque page. Si vous êtes débutant(e), suivez le niveau 1. Les confirmé(e)s suivront le niveau 2.
Une bonne musculature du ventre et du dos est primordiale pour un bon maintien. On doit donc la développer au maximum. Exercez-vous d'une manière lente et régulière. Quelques exercices sont très importants pour le dos. Pour harmoniser le programme nous les avons inclus dans la mise en forme du ventre, de la taille et des hanches afin d'exclure un entraînement unilatéral. Utilisez un tapis de sol.

Enroulez le haut du corps en contractant les muscles abdominaux au maximum. Si vous n'êtes pas encore bien entraîné(e), placez une main sous la nuque.

Variantes

- Tenez la position finale pendant quelques secondes.
- Tenez respectivement les positions finale, intermédiaire et initiale pendant quelques secondes.

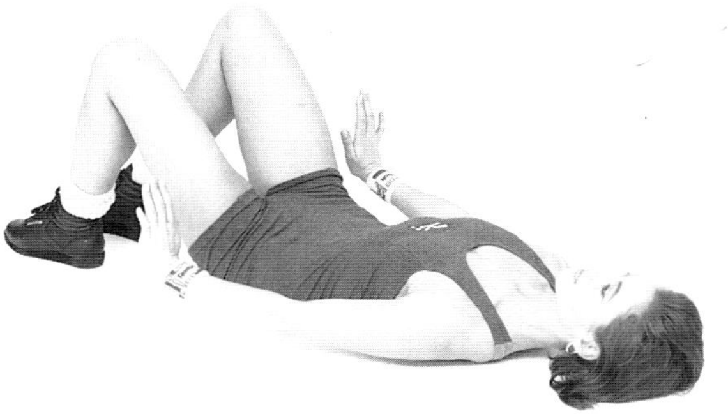

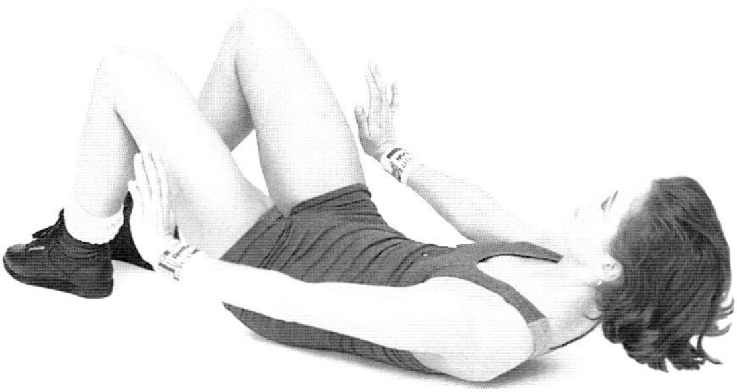

	Niveau 1	Niveau 2
Répétitions	8–10	8–10
Pause	–	15 s
Répétitions	–	8–10

Soulevez légèrement les épaules et « tirez » le menton vers le haut. Pendant cet exercice faites de petits mouvements.

Variantes
- Dirigez le menton vers les genoux.
- Tenez la position finale pendant quelques secondes.

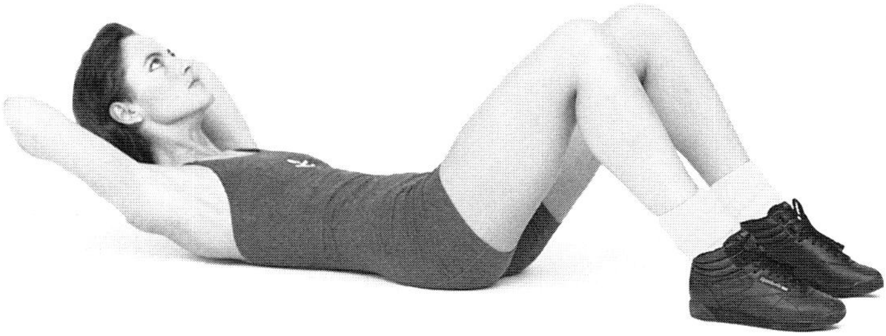

	Niveau 1	Niveau 2
Répétitions	8–10	8–10
Pause	–	15 s
Répétitions	–	8–10

Placez un coussin sous les lombaires. Pliez les bras. Les mains touchent les oreilles. Relevez la tête et le haut du corps tendus vers le haut et vers l'avant. Pour vous soulager, mettez les bras en extension devant vous.

Variantes
- Tenez la position finale pendant quelques secondes.
- Exécutez cet exercice en enroulant le haut du corps.
- Tenez respectivement les positions finale, intermédiaire et initiale pendant quelques secondes.

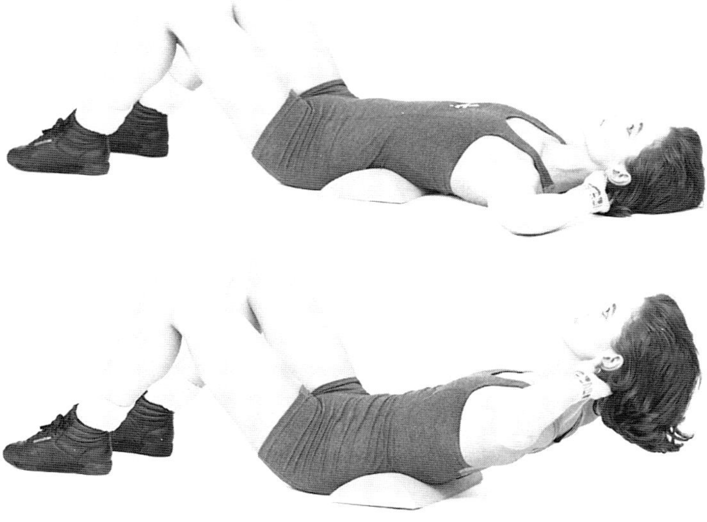

	Niveau 1	Niveau 2
Répétitions	8–10	8–10
Pause	–	15 s
Répétitions	–	8–10

Tendez les bras en les croisant, derrière la tête.
Soulevez légèrement le haut du corps.

Variantes

- Tenez la position finale pendant quelques secondes.
- Tenez respectivement les positions finale, intermédiaire et initiale pendant quelques secondes.

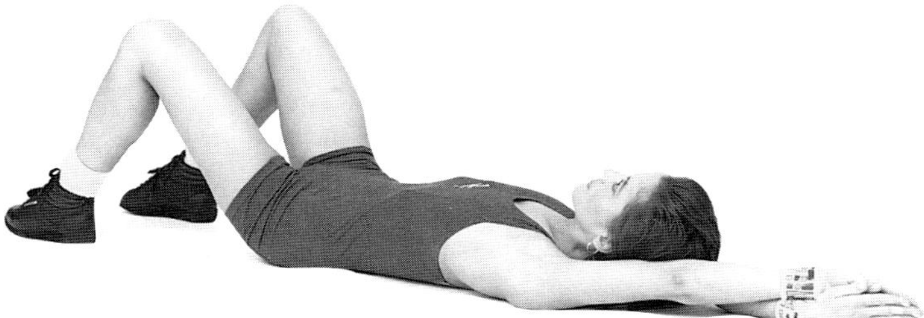

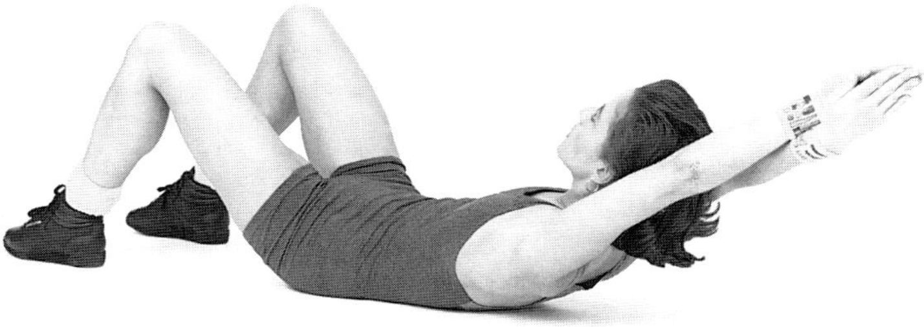

	Niveau 1	Niveau 2
Répétitions	8–10	8–10
Pause	–	15 s
Répétitions	–	8–10

Soutenez la tête avec les mains, et soulevez le buste.

Variantes

- Tenez la position finale pendant quelques secondes.
- Exécutez cet exercice en enroulant le buste.
- Descendez les pieds juste au-dessus du sol et levez la tête légèrement en enroulant le buste.

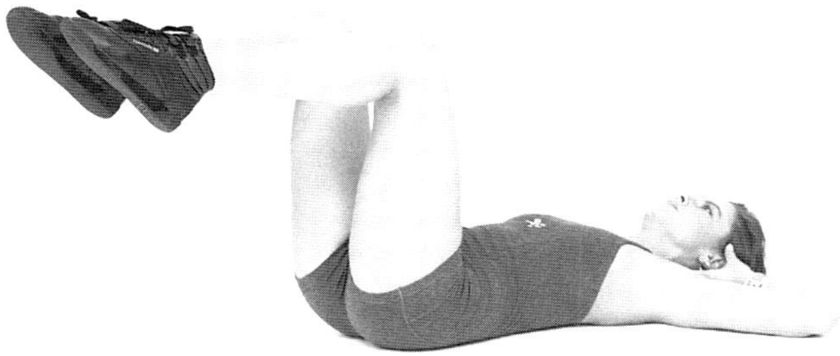

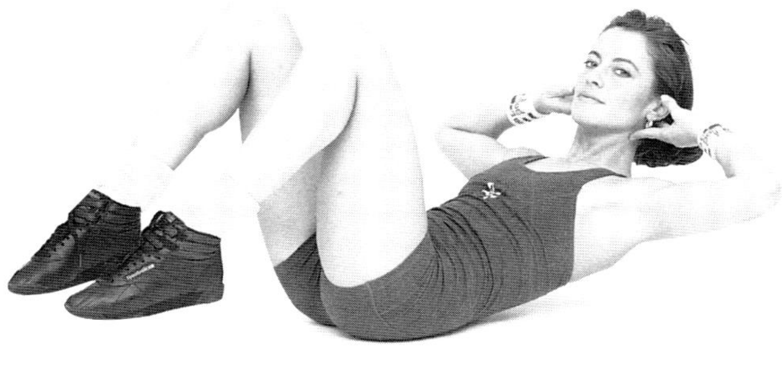

	Niveau 1	Niveau 2
Répétitions	8–10	8–10
Pause	–	15 s
Répétitions	–	8–10

Mettez les bras en extension vers l'avant. Levez la jambe gauche. Levez légèrement la jambe droite, puis en soulevant le buste, dirigez les bras vers l'avant.

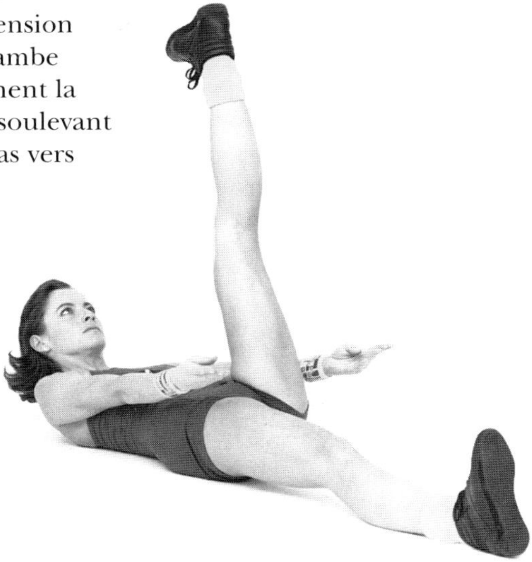

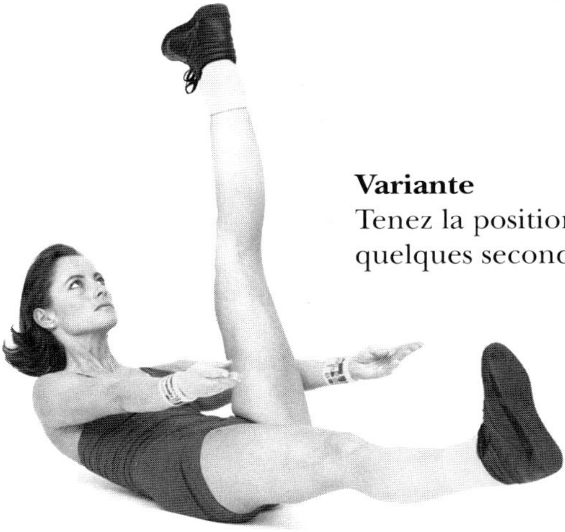

Variante
Tenez la position finale pendant quelques secondes.

	Niveau 1	Niveau 2
Répétitions	8–10	8–10
Pause	–	15 s
Répétitions	–	8–10

Tendez les bras à la verticale et décollez la tête et les épaules du sol. Redescendez le corps dans la position initiale. Si vous n'êtes pas encore entraîné(e), posez une main sur la nuque pendant la phase de soulèvement.

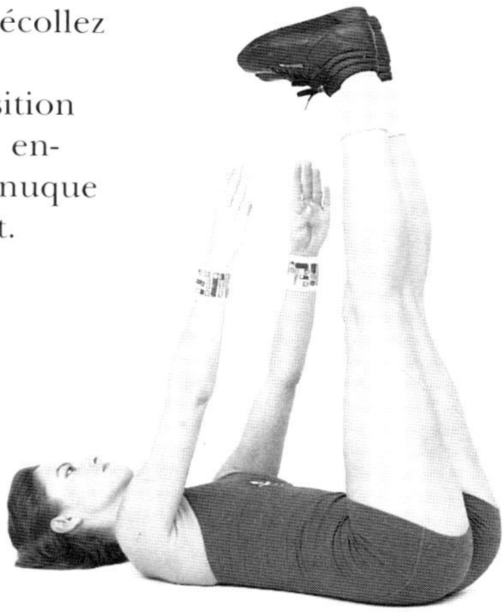

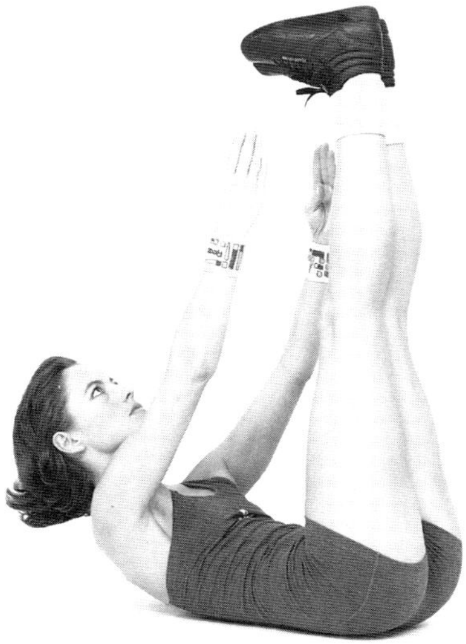

Variantes

- Tenez la position finale pendant quelques secondes.
- Tenez respectivement les positions finale, intermédiaire et initiale pendant quelques secondes.

	Niveau 1	Niveau 2
Répétitions	8–10	8–10
Pause	–	15 s
Répétitions	–	8–10

Ventre, taille et hanches, partie antérieure des cuisses

Décollez la tête et les épaules du sol et dirigez le coude gauche vers le genou droit et inversement, sans poser les jambes sur le sol.

Variante
Tenez la position finale pendant quelques secondes.

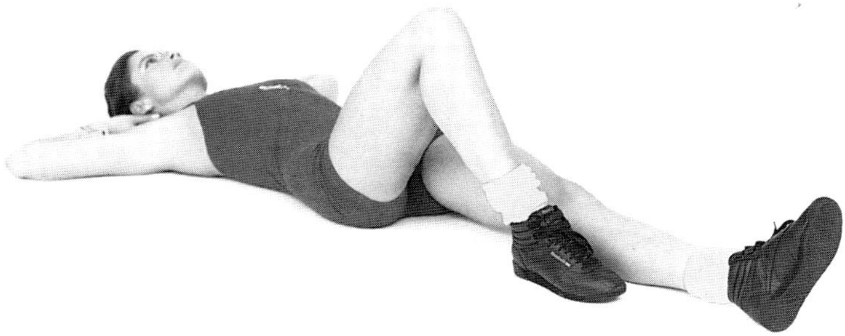

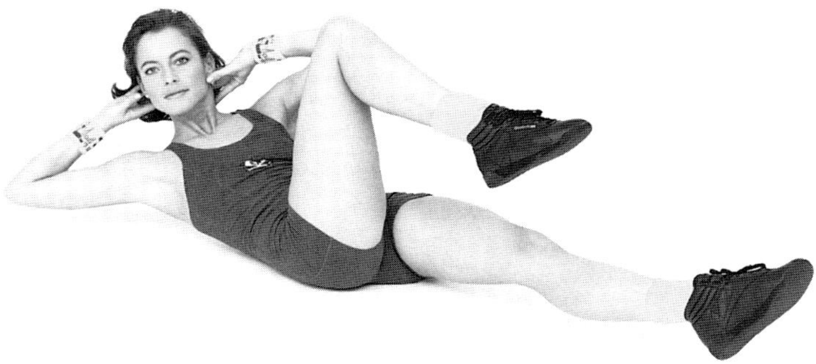

	Niveau 1	Niveau 2
Répétitions	8–10	8–10
Pause	–	15 s
Répétitions	–	8–10

Soulevez la tête et les épaules en effectuant une petite rotation et dirigez-les vers le genou opposé. Si vous n'êtes pas encore assez entraîné(e) soutenez la nuque avec une main.

Variantes
- Tenez la position finale pendant quelques secondes.
- Tenez respectivement les positions finale, intermédiaire et initiale pendant quelques secondes.

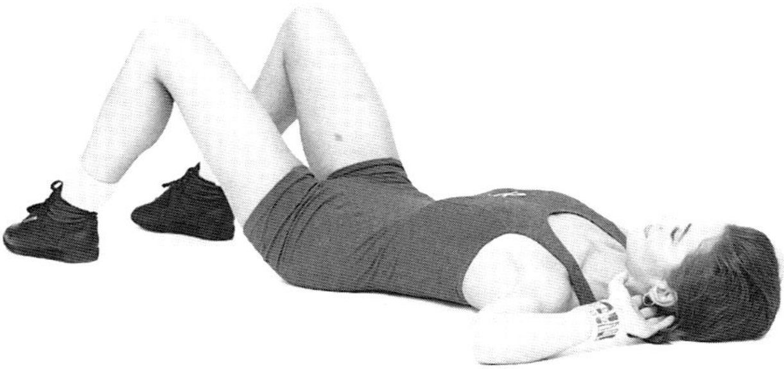

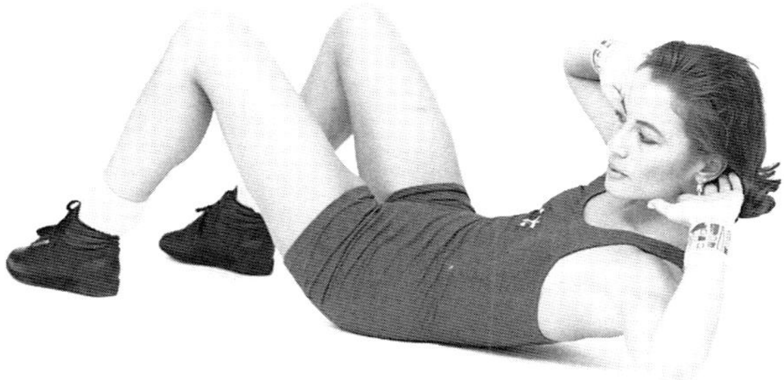

	Niveau 1	Niveau 2
Répétitions	8–10	8–10
Pause	–	15 s
Répétitions	–	8–10

10 Ventre et partie antérieure des cuisses

Amenez le buste et la jambe gauche allongée vers le haut. Le pied droit reste sur le sol. Changez de côté.

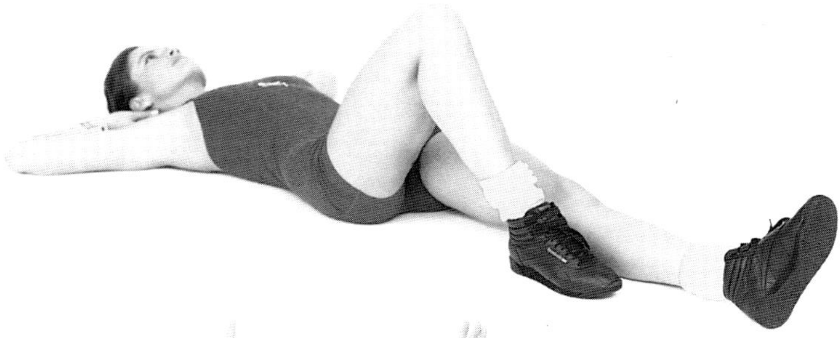

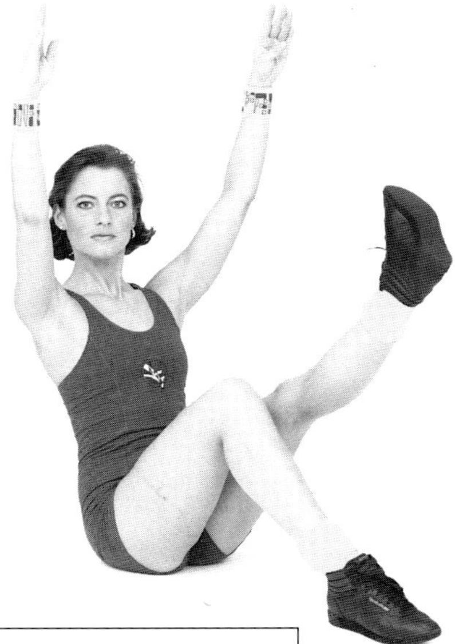

	Niveau 1	Niveau 2
Répétitions	8–10	8–10
Pause	15 s	15 s
Répétitions	8–10	8–10
Pause	–	15 s
Répétitions	–	8–10

Dirigez le coude droit vers le genou gauche en soulevant le buste. Changez de côté.

Variantes
- Tenez la position finale pendant quelques secondes.
- Tenez respectivement les positions finale, intermédiaire et initiale pendant quelques secondes.

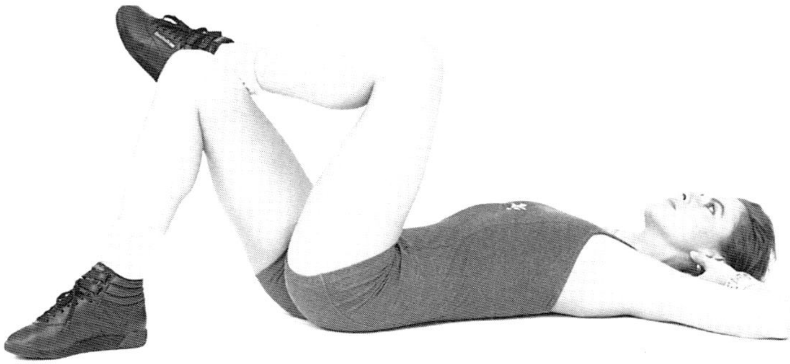

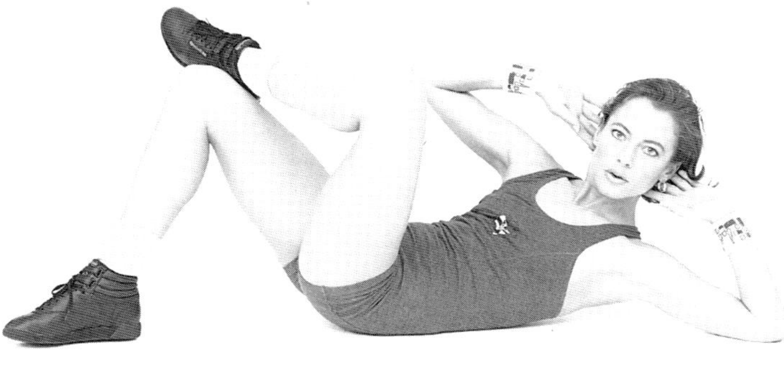

	Niveau 1	Niveau 2
Répétitions	8–10	8–10
Pause	–	15 s
Répétitions	–	8–10

Ramenez les genoux vers le haut puis redescendez-les.
Dans la position finale, les moins entraîné(e)s peuvent soulever la tête et les épaules.

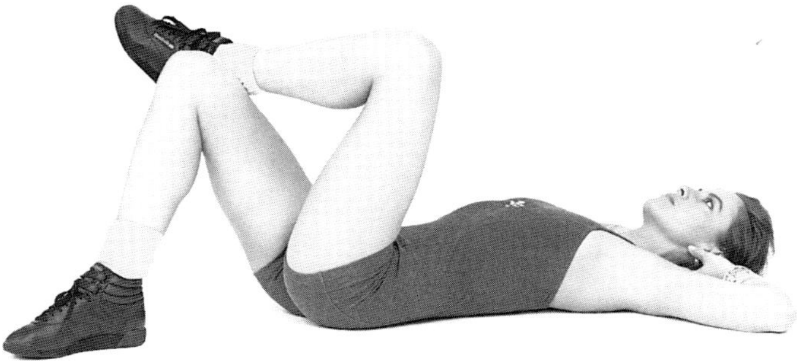

Variantes

- Tenez la position finale pendant quelques secondes.
- Tenez respectivement les positions finale, intermédiaire et initiale pendant quelques secondes.

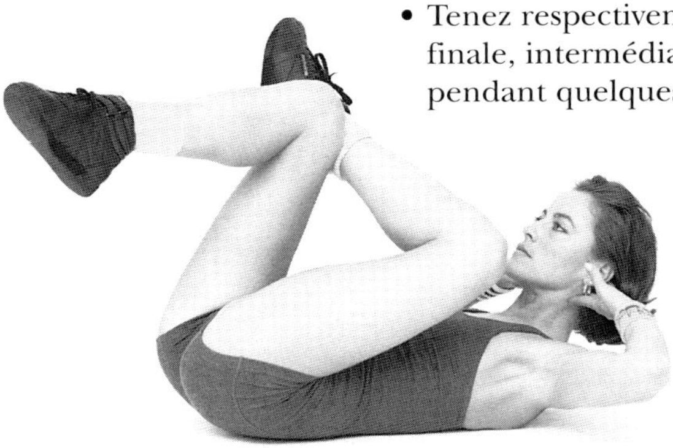

	Niveau 1	Niveau 2
Répétitions	8–10	8–10
Pause	15 s	15 s
Répétitions	8–10	8–10
Pause	–	15 s
Répétitions	–	8–10

Avec une petite rotation, soulevez la tête et l'épaule gauche et dirigez le coude gauche vers le genou droit et inversement.

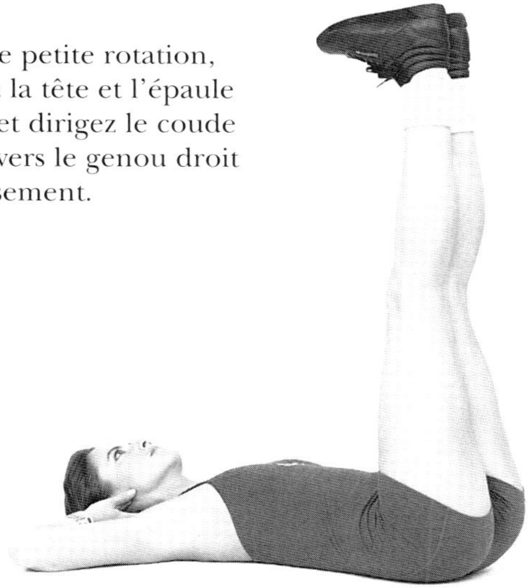

Variantes

- Tenez la position finale pendant quelques secondes.
- Tenez respectivement les positions finale, intermédiaire et initiale pendant quelques secondes.

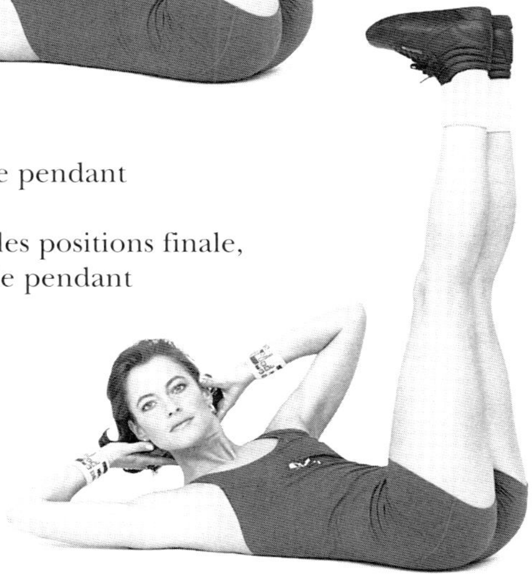

	Niveau 1	Niveau 2
Répétitions	8–10	8–10
Pause	–	15 s
Répétitions	–	8–10

Tendez la main droite en direction du genou droit. Décollez la tête et le buste du sol avec un mouvement d'enroulement et dépassez le genou droit avec la main droite.

Variantes

- Tenez la position finale pendant quelques secondes.
- Dépassez le genou gauche en diagonale avec la main droite.

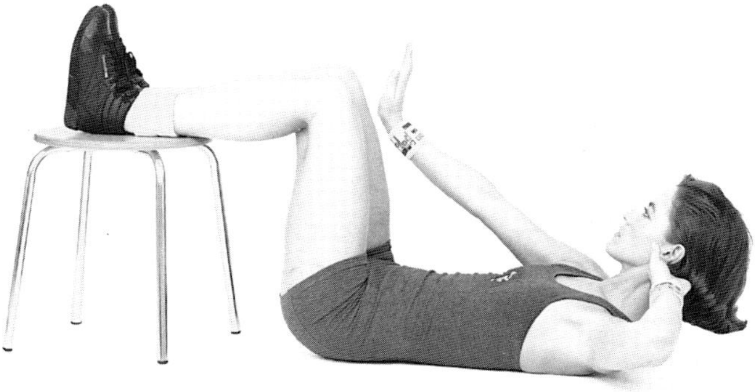

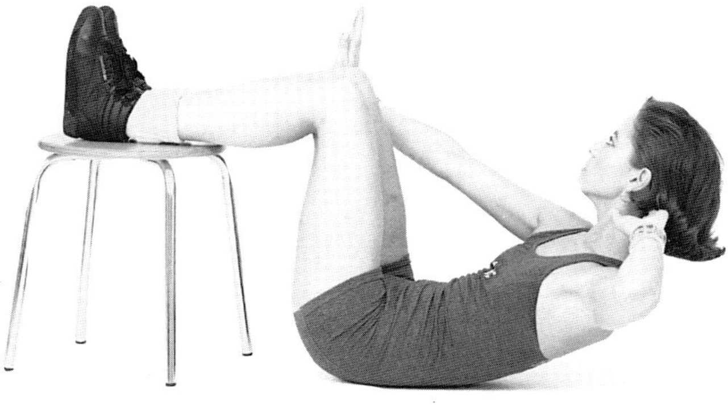

	Niveau 1	Niveau 2
Répétitions	8–10	8–10
Pause	–	15 s
Répétitions	–	8–10

Soulevez les pieds et mettez les jambes en extension, en position inclinée, puis descendez dans la position initiale.

Variantes

- Tenez la position finale pendant quelques secondes.
- Levez et descendez seulement les pieds.
- Mettez seulement la jambe droite ou la jambe gauche en extension.

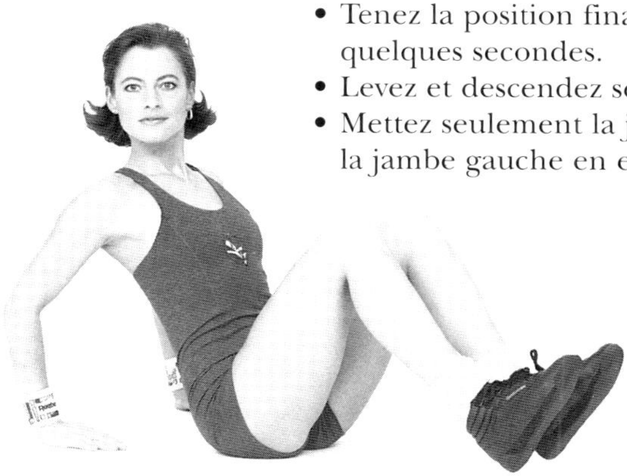

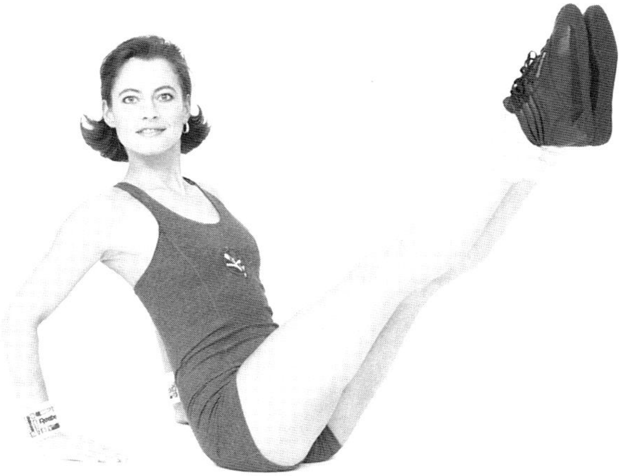

	Niveau 1	Niveau 2
Répétitions	8–10	8–10
Pause	–	15 s
Répétitions	–	8–10

Avec une torsion de la hanche, passez les jambes au-dessus d'un tabouret côté gauche puis côté droit.

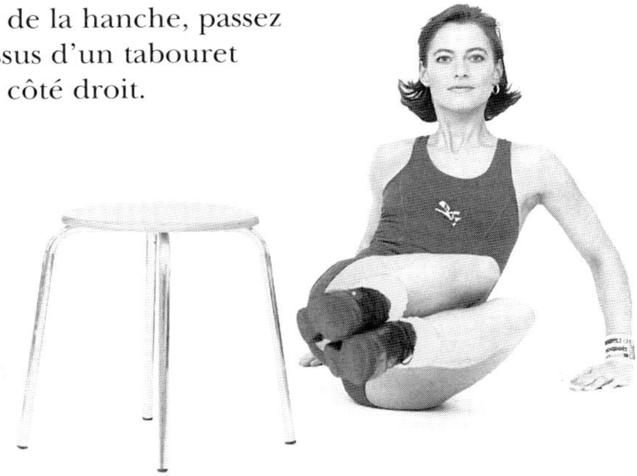

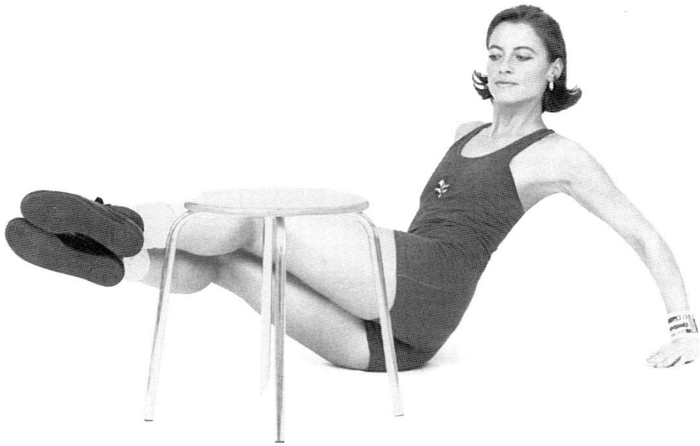

	Niveau 1	Niveau 2
Répétitions	8–10	8–10
Pause	15 s	15 s
Répétitions	8–10	8–10
Pause	–	15 s
Répétitions	–	8–10
Pause	–	15 s
Répétitions	–	8–10

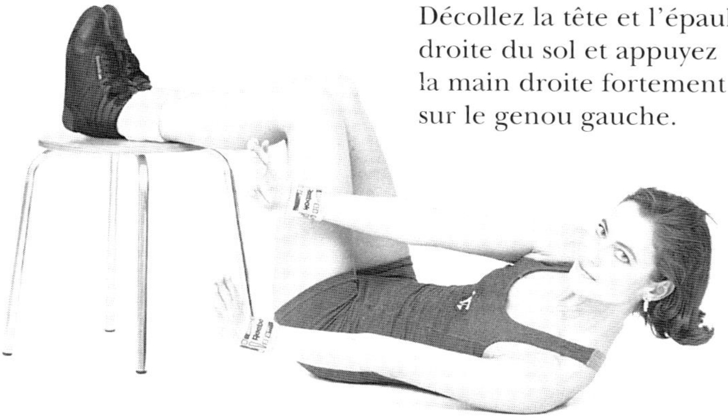

Décollez la tête et l'épaule droite du sol et appuyez la main droite fortement sur le genou gauche.

Variantes

- Tenez la position finale pendant quelques secondes.
- Tenez respectivement les positions finale, intermédiaire et initiale pendant quelques secondes.

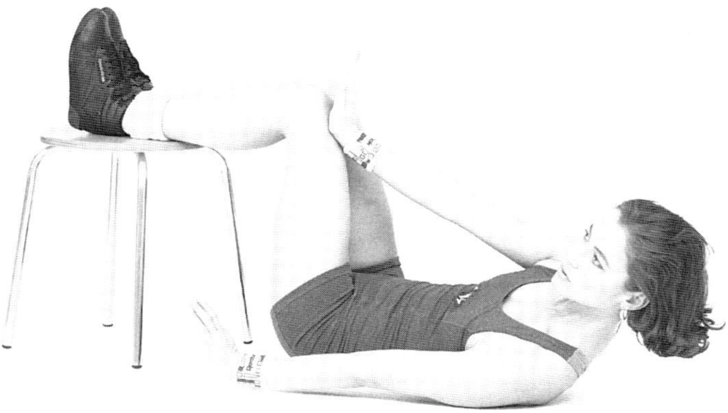

	Niveau 1	Niveau 2
Répétitions	8–10	8–10
Pause	–	15 s
Répétitions	–	8–10

Écartez les jambes le plus possible vers les côtés. Décollez la tête et les épaules du sol.

Variante
Tenez la position finale pendant quelques secondes.

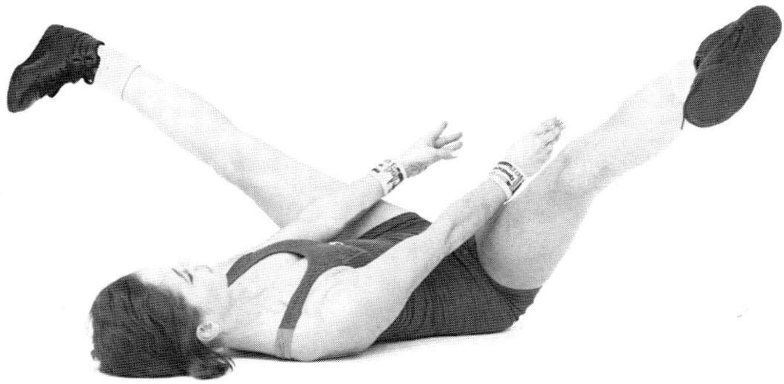

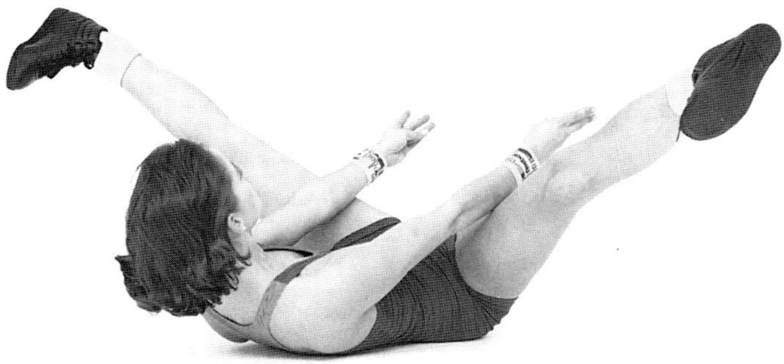

	Niveau 1	Niveau 2
Répétitions	8–10	8–10
Pause	–	15 s
Répétitions	–	8–10

Croisez les bras sur la nuque. Les pieds se touchent, les genoux sont écartés. Décollez la tête et l'épaule droite du sol avec une légère torsion.

Variante
Tenez la position finale pendant quelques secondes.

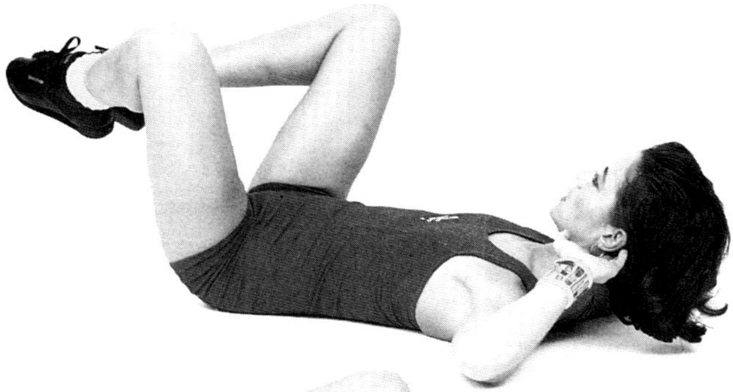

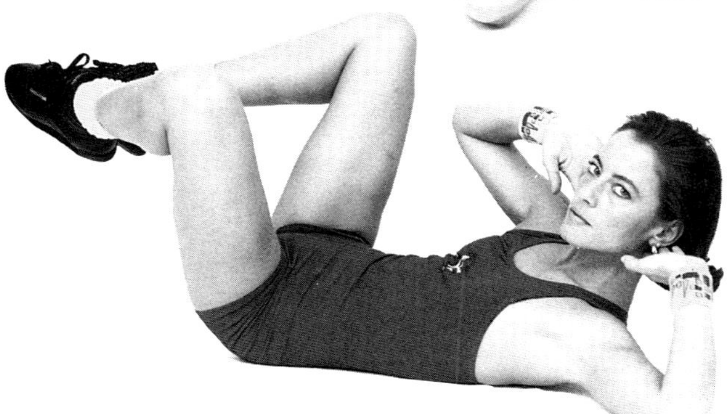

	Niveau 1	Niveau 2
Répétitions	8–10	8–10
Pause	15 s	15 s
Répétitions	8–10	8–10
Pause	–	15 s
Répétitions	–	8–10

20 Ventre et hanches

Pliez les jambes et tirez les genoux vers la poitrine puis revenez à la position initiale. Plaquez bien les lombaires au sol pendant tout l'exercice.

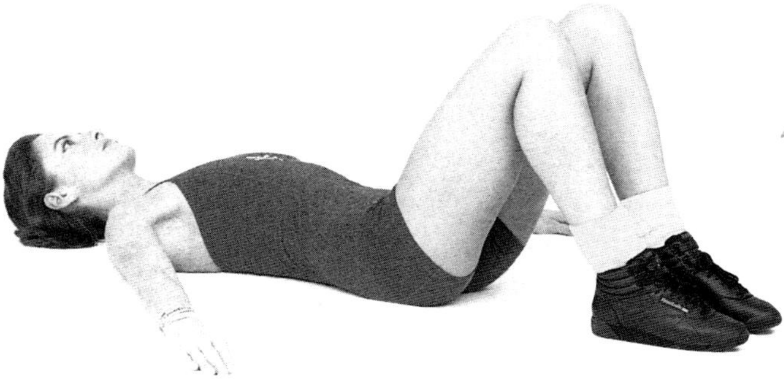

Variantes

- Dans la position allongée, pliez les jambes.
- Coincez un livre entre les pieds.

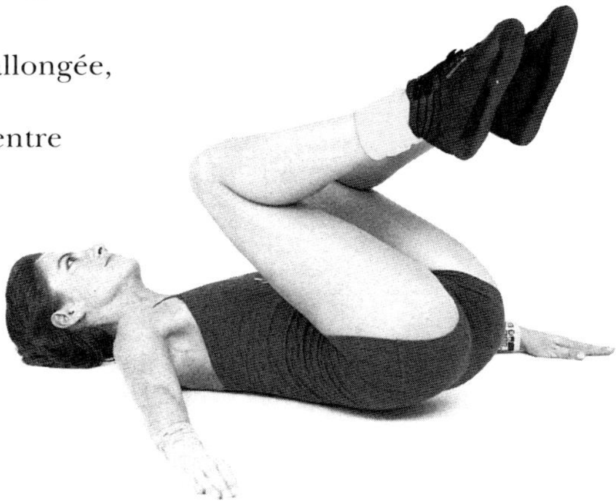

	Niveau 1	Niveau 2
Répétitions	8–10	8–10
Pause	15 s	15 s
Répétitions	8–10	8–10
Pause	–	15 s
Répétitions	–	8–10
Pause	–	15 s
Répétitions	–	8–10

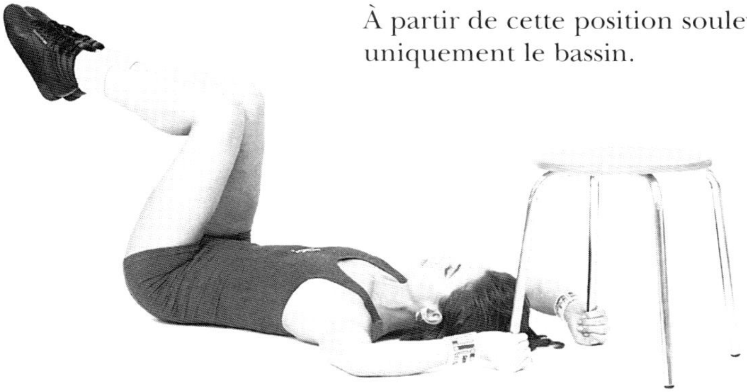

À partir de cette position soulevez uniquement le bassin.

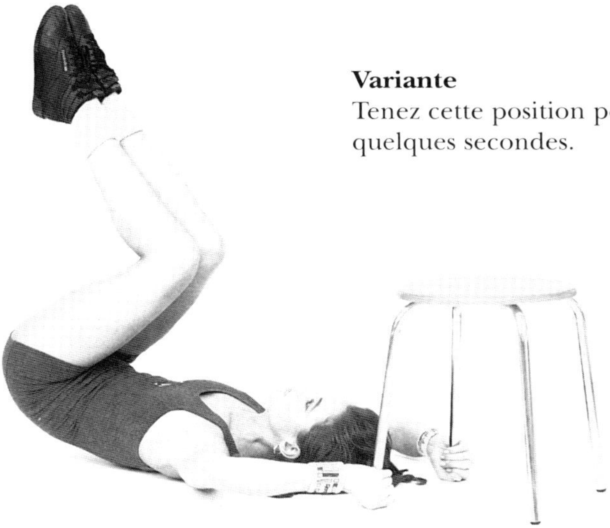

Variante
Tenez cette position pendant quelques secondes.

	Niveau 1	Niveau 2
Répétitions	8–10	8–10
Pause	–	15 s
Répétitions	–	8–10

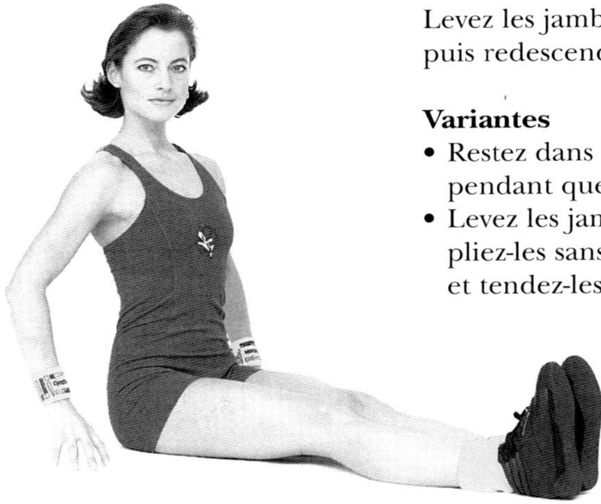

Levez les jambes tendues puis redescendez-les.

Variantes

- Restez dans la position finale pendant quelques secondes.
- Levez les jambes tendues, pliez-les sans toucher le sol et tendez-les à nouveau.

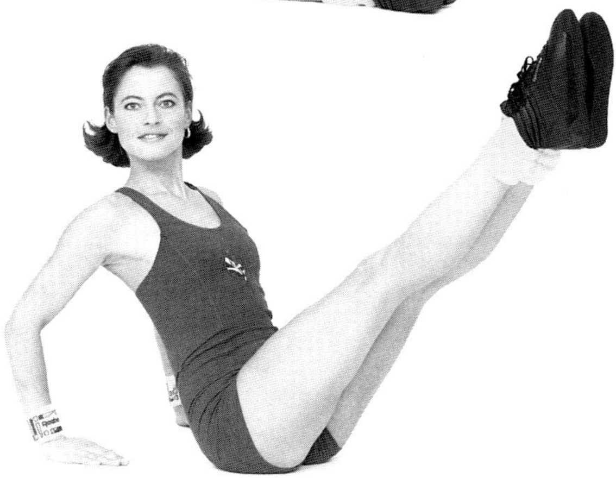

	Niveau 1	Niveau 2
Répétitions	8–10	8–10
Pause	15 s	15 s
Répétitions	8–10	8–10
Pause	–	15 s
Répétitions	–	8–10

Posez les mains juste en-dehors des genoux. Tendez les jambes et, en même temps, poussez les mains en arrière.

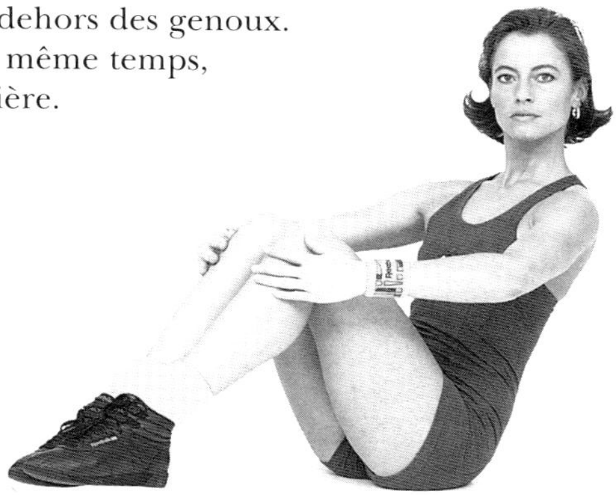

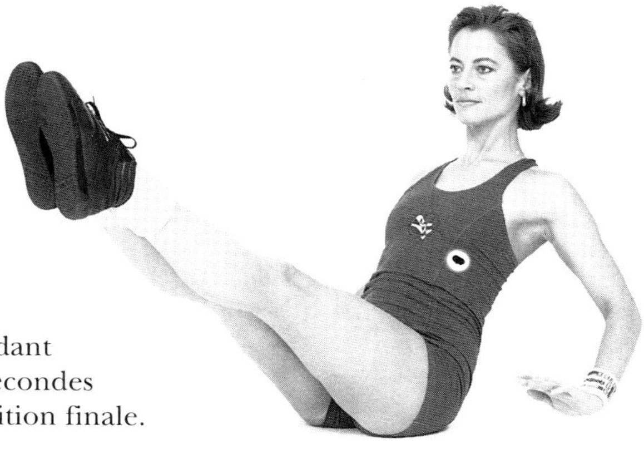

Variante
Restez pendant quelques secondes dans la position finale.

	Niveau 1	Niveau 2
Répétitions	8–10	8–10
Pause	15 s	15 s
Répétitions	8–10	8–10
Pause	–	15 s
Répétitions	–	8–10
Pause	–	15 s
Répétitions	–	8–10

Ventre, hanches, parties antérieure et intérieure des cuisses

Levez les jambes tendues puis écartez-les et rapprochez-les.

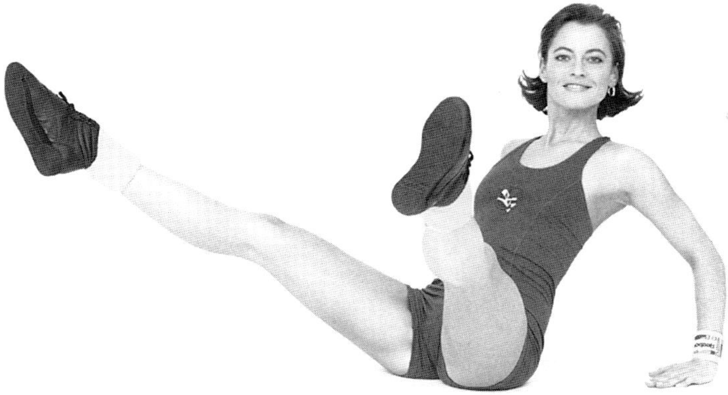

Variante
Croisez les jambes pendant l'exercice.

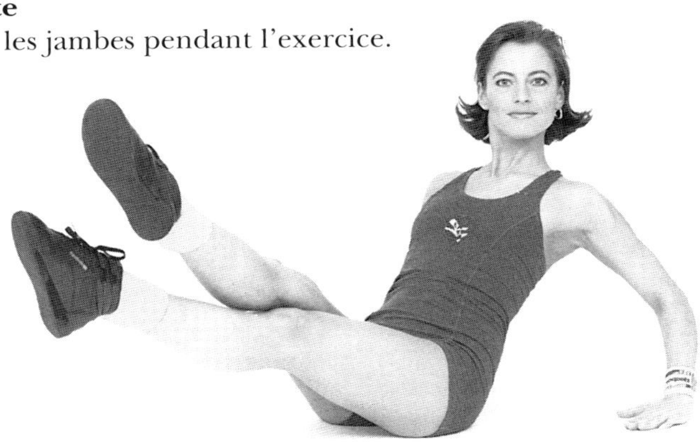

	Niveau 1	Niveau 2
Répétitions	8–10	8–10
Pause	15 s	15 s
Répétitions	8–10	8–10
Pause	–	15 s
Répétitions	–	8–10

Les jambes en l'air en permanence, pliez et tendez la jambe droite puis la gauche.

Variante
Faites l'exercice sans poser les mains sur le sol.

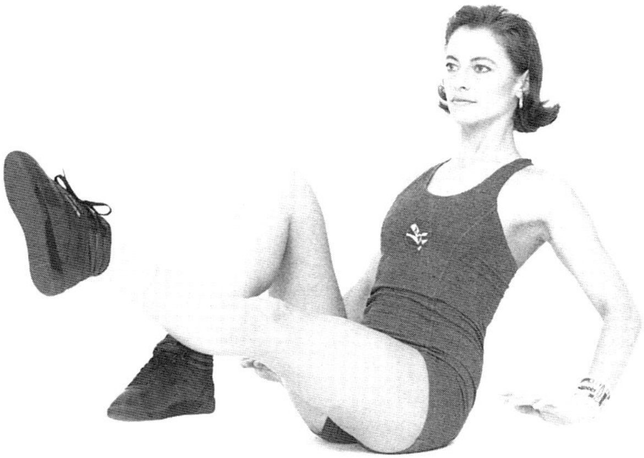

	Niveau 1	Niveau 2
Répétitions	8–10	8–10
Pause	15 s	15 s
Répétitions	8–10	8–10
Pause	–	15 s
Répétitions	–	8–10
Pause	–	15 s
Répétitions	–	8–10

Taille et hanches

Tendez le bras à la verticale. Penchez-vous sur le côté en tirant le plus possible sur le bras. Pendant l'exercice gardez les pieds sur le sol. Sentez bien la tension des muscles puis changez de côté.

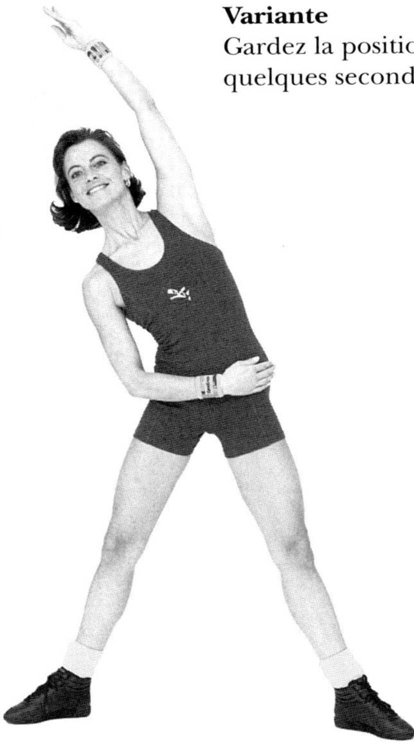

Variante
Gardez la position finale pendant quelques secondes.

	Niveau 1	Niveau 2
Répétitions	8–10	8–10
Pause	–	15 s
Répétitions	–	8–10

En position stable debout, croisez les mains au-dessus de la tête. Penchez-vous le plus bas possible sur le côté. Tirez le pubis et les hanches vers l'avant pour ne pas tourner le buste.

Variante
Balancez-vous plusieurs fois dans la position finale.

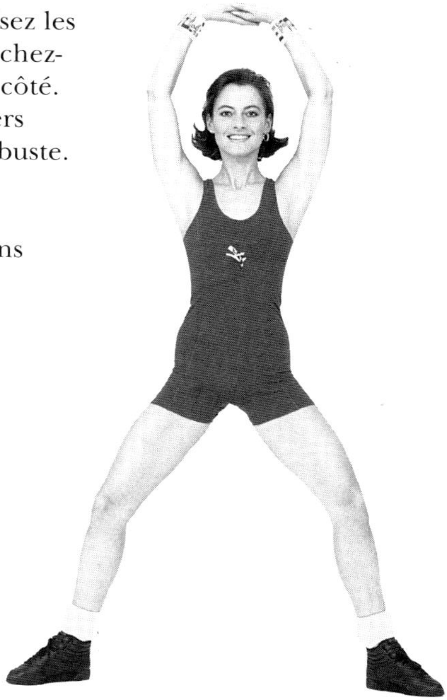

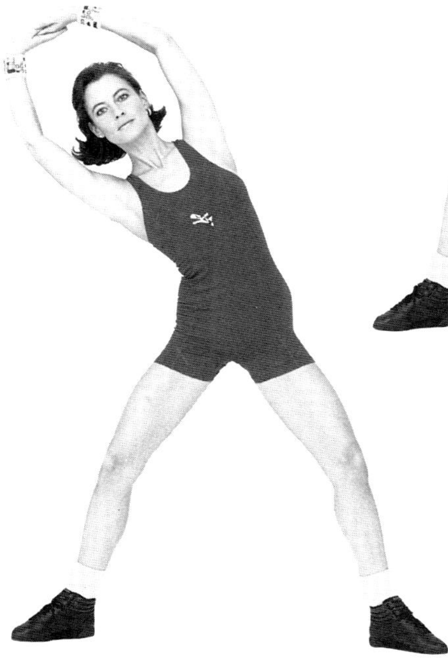

	Niveau 1	Niveau 2
Répétitions	8–10	8–10
Pause	–	15 s
Répétitions	–	8–10

Taille et hanches

Penchez-vous le plus possible sur le côté. Faites bien attention à ne vous pencher que sur le côté.

Variante
Gardez la position finale pendant quelques secondes.

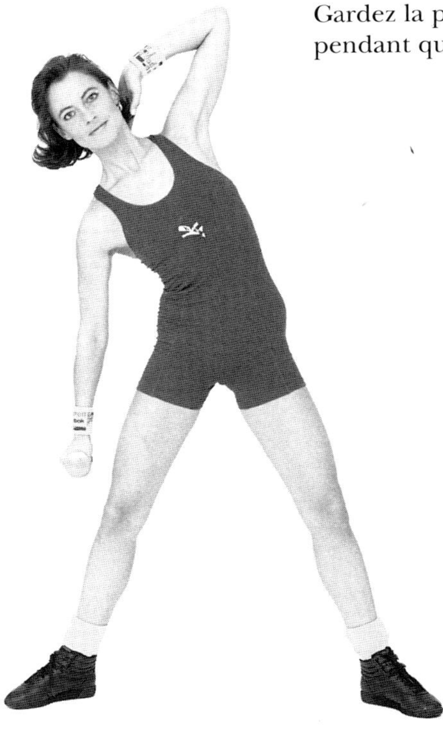

	Niveau 1	Niveau 2
Répétitions	8–10	8–10
Pause	–	15 s
Répétitions	–	8–10

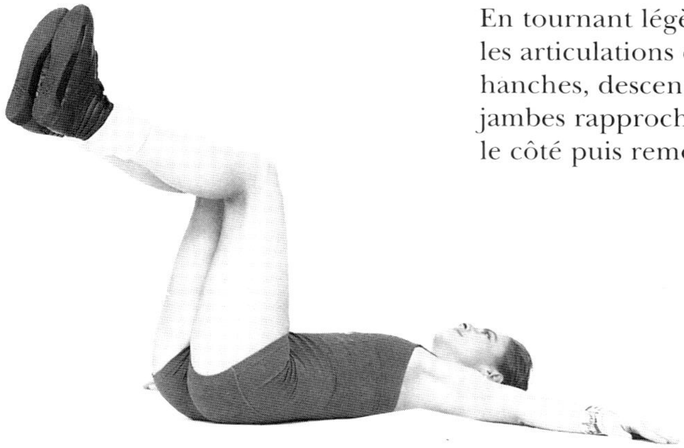

En tournant légèrement les articulations des hanches, descendez les jambes rapprochées sur le côté puis remontez-les.

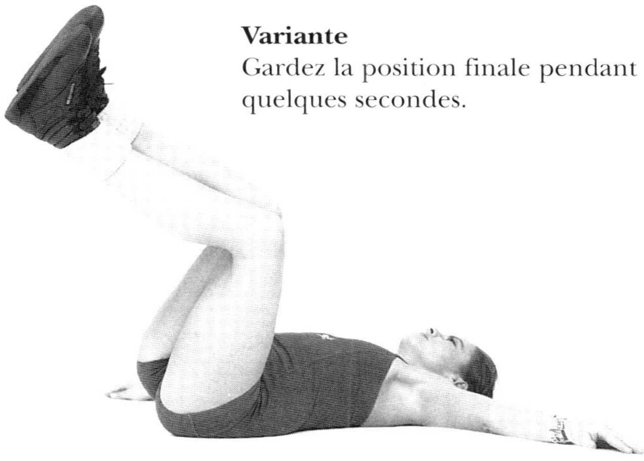

Variante
Gardez la position finale pendant quelques secondes.

	Niveau 1	Niveau 2
Répétitions	8–10	8–10
Pause	15 s	15 s
Répétitions	8–10	8–10
Pause	–	15 s
Répétitions	–	8–10

Taille, partie latérale du ventre et des hanches

Mettez les jambes en extension. Dirigez-les de droite à gauche comme un essuie-glace. Les épaules gardent le contact avec le sol en permanence.

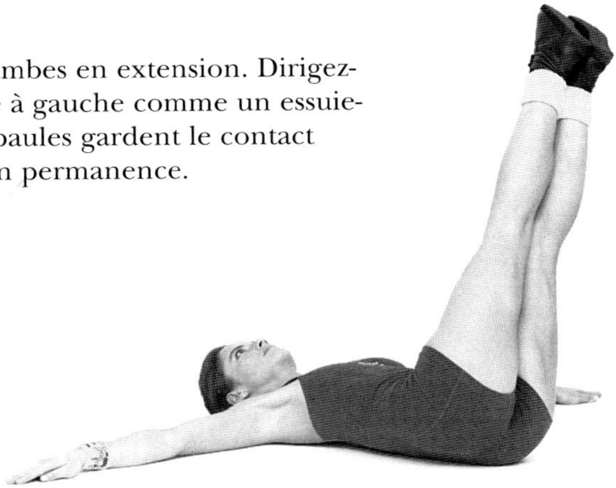

Variantes

- Gardez la position latérale pendant quelques secondes.
- Tenez respectivement les positions finale, intermédiaire et initiale pendant quelques secondes.

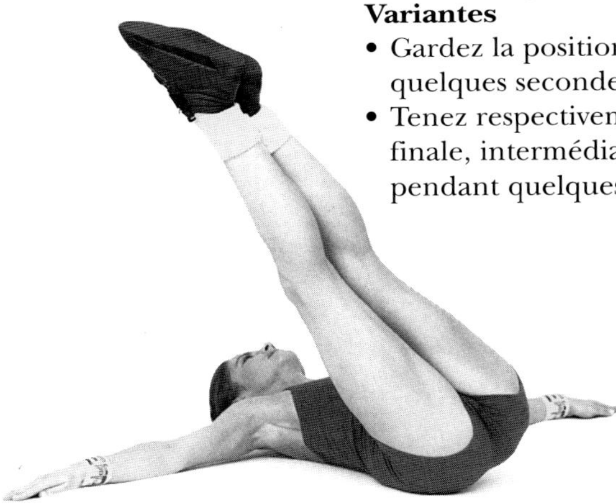

	Niveau 1	Niveau 2
Répétitions	8–10	8–10
Pause	15 s	15 s
Répétitions	8–10	8–10
Pause	–	15 s
Répétitions	–	8–10
Pause	–	15 s
Répétitions	–	8–10

Soulevez les jambes, ramenez-les vers le buste puis tendez-les.

Variante
Tenez quelques secondes dans la position des jambes pliées et tendues.

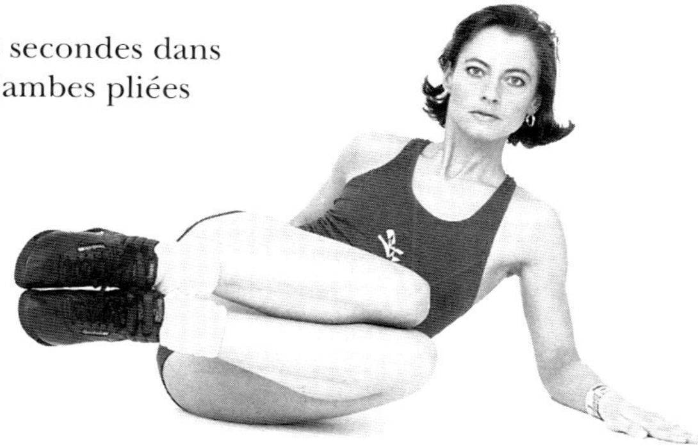

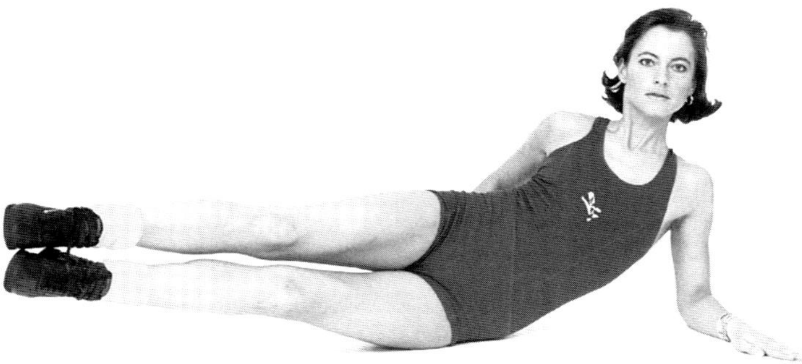

	Niveau 1	Niveau 2
Répétitions	8–10	8–10
Pause	15 s	15 s
Répétitions	8–10	8–10
Pause	–	15 s
Répétitions	–	8–10
Pause	–	15 s
Répétitions	–	8–10

Soulevez les jambes rapprochées à quelques centimètres au-dessus du sol.

Variante
Tenez la position finale pendant quelques secondes.

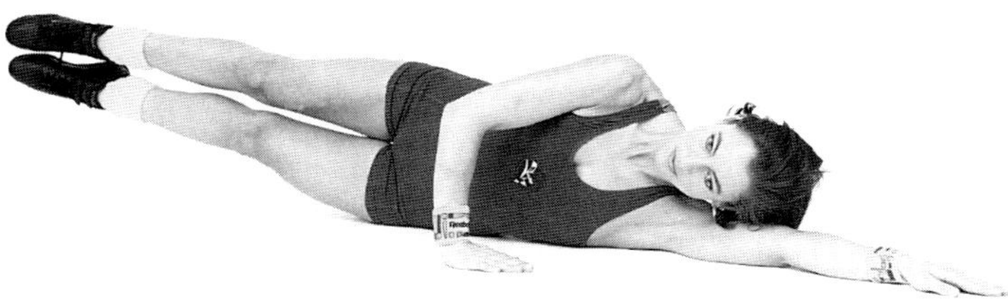

	Niveau 1	Niveau 2
Répétitions	8–10	8–10
Pause	–	15 s
Répétitions	–	8–10

Gardez l'équilibre avec le bras gauche tendu. En soulevant latéralement le buste, essayez de rapprocher le bras droit tendu vers le pied gauche. Le bras gauche reste tendu en permanence.

Variantes

- Tenez la position finale pendant quelques secondes.
- Soulevez les jambes de côté dans la position finale.

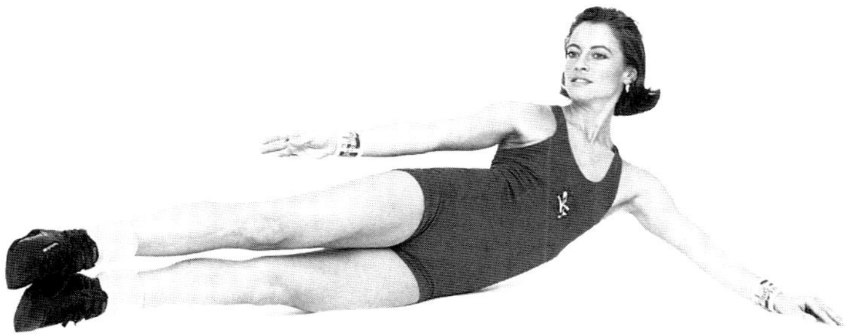

	Niveau 1	Niveau 2
Répétitions	8–10	8–10
Pause	15 s	15 s
Répétitions	8–10	8–10
Pause	–	15 s
Répétitions	–	8–10

Pliez légèrement la jambe droite et passez-la par-dessus la jambe gauche. Les deux bras sont tendus vers les pieds. Soulevez légèrement le buste puis redescendez.

Variantes

- Gardez la position finale pendant quelques secondes.
- Tenez respectivement les positions finale, intermédiaire et initiale pendant quelques secondes.
- Pliez les jambes et soulevez le buste.

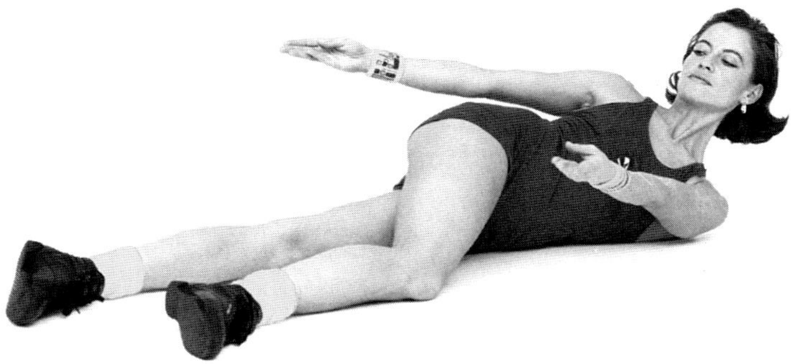

	Niveau 1	Niveau 2
Répétitions	8–10	8–10
Pause	15 s	15 s
Répétitions	8–10	8–10
Pause	–	15 s
Répétitions	–	8–10

Soulevez le bassin puis descendez-le au sol. Dans la position finale levez le bras droit à la verticale.

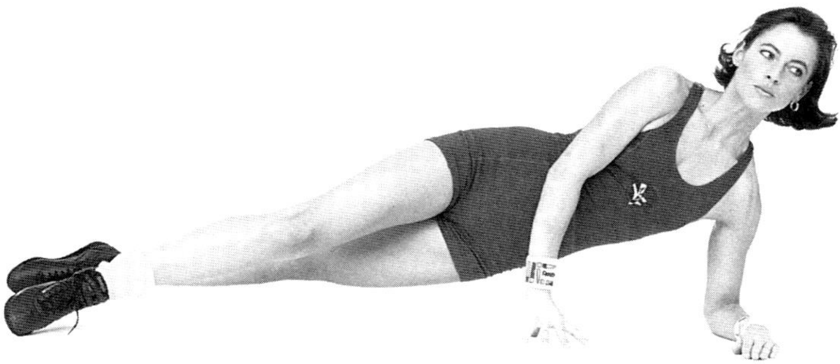

Variante
Restez dans la position finale pendant quelques secondes.

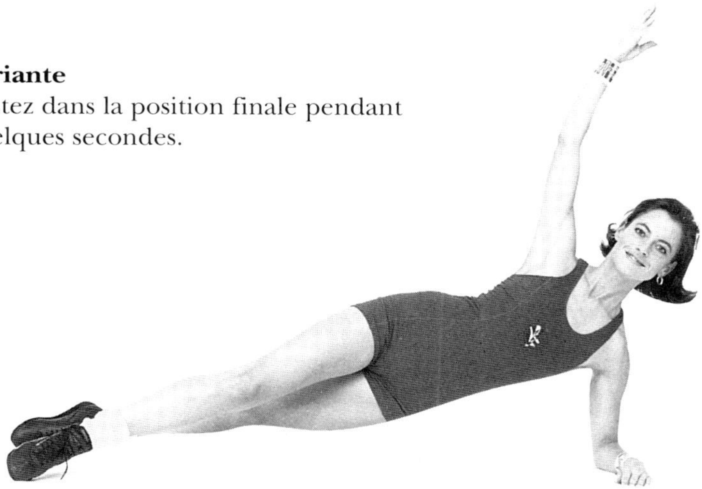

	Niveau 1	Niveau 2
Répétitions	8–10	8–10
Pause	–	15 s
Répétitions	–	8–10

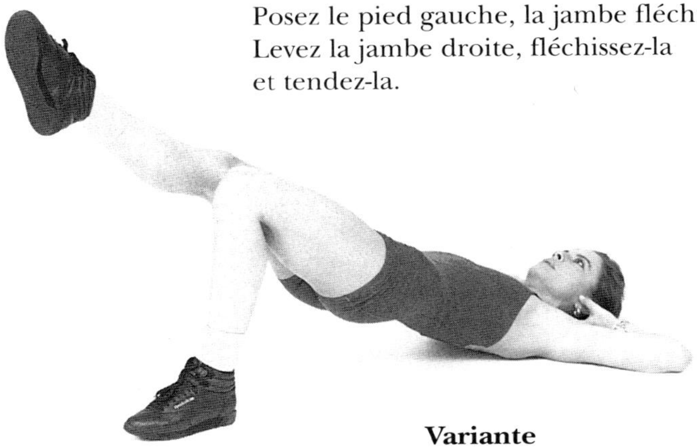

Posez le pied gauche, la jambe fléchie. Levez la jambe droite, fléchissez-la et tendez-la.

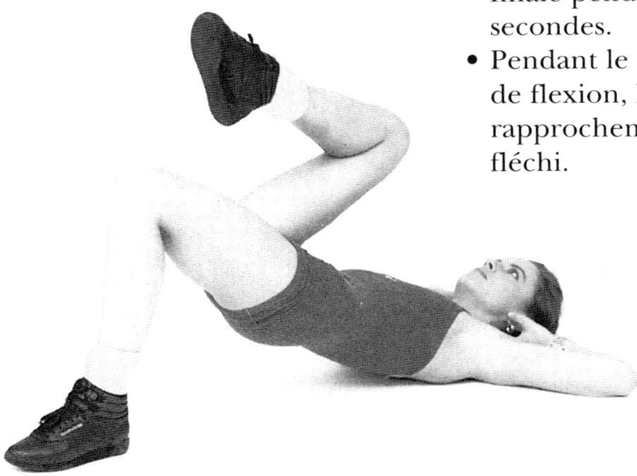

Variante

- Restez dans la position finale pendant quelques secondes.
- Pendant le mouvement de flexion, les coudes se rapprochent du genou fléchi.

	Niveau 1	Niveau 2
Répétitions	8–10	8–10
Pause	–	15 s
Répétitions	–	8–10

En gardant le dos bien droit, levez le buste jusqu'à l'horizontale puis redescendez-le.

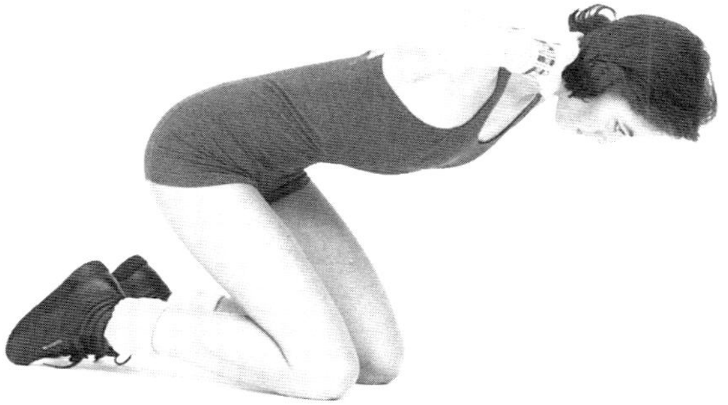

Variante

- Restez dans la position finale pendant quelques secondes.
- Dans la position horizontale déplacez le buste, d'une manière contrôlée, lentement vers la gauche puis la droite.

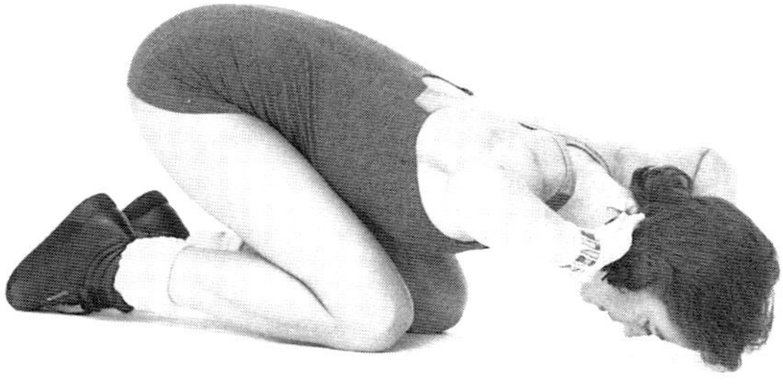

	Niveau 1	Niveau 2
Répétitions	8–10	8–10
Pause	–	15 s
Répétitions	–	8–10

Soulevez le buste et dirigez les bras vers l'avant puis vers l'arrière. Essayez de contracter les fessiers au maximum.

Variante
Tenez la position finale pendant quelques secondes.

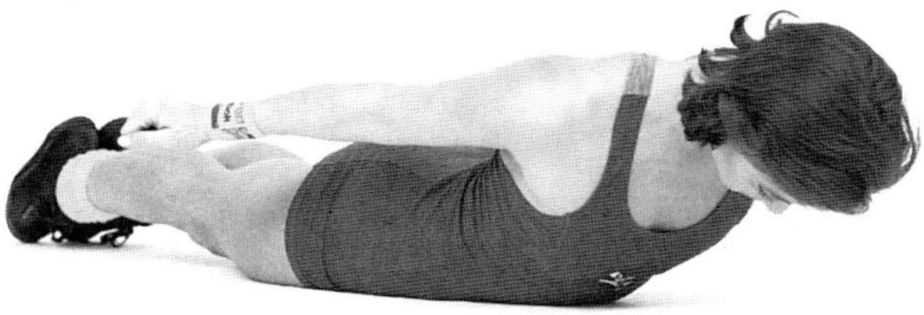

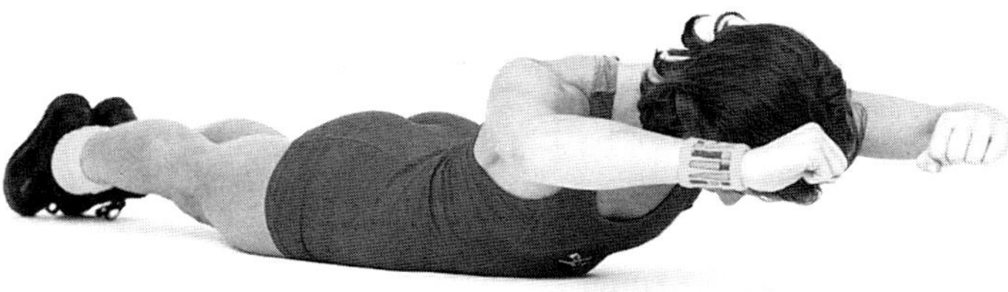

	Niveau 1	Niveau 2
Répétitions	8–10	8–10
Pause	–	15 s
Répétitions	–	8–10

Soulevez simultanément le buste et une jambe.

Variante

- Tenez la position finale pendant quelques secondes.
- À partir de l'articulation de la hanche effectuez une rotation de la jambe vers l'intérieur puis l'extérieur.

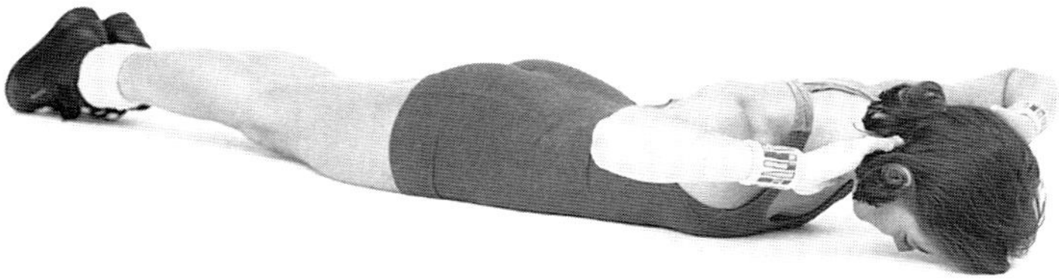

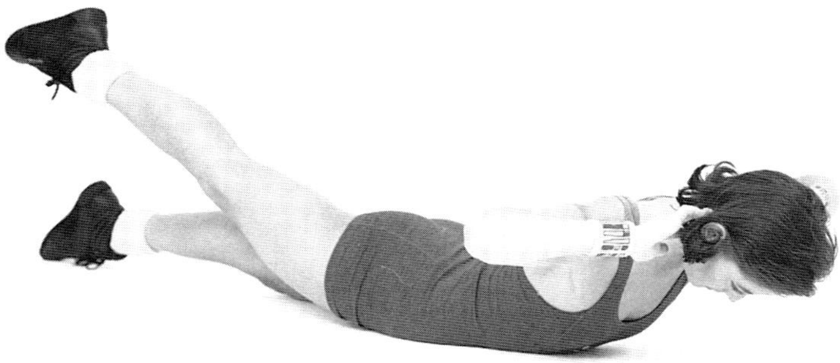

	Niveau 1	Niveau 2
Répétitions	8–10	8–10
Pause	–	15 s
Répétitions	–	8–10

Posez le dos d'une main sur le front. Soulevez simultanément l'autre bras tendu et la jambe tendue.

Variante

- Tenez la position finale pendant quelques secondes.
- Levez la jambe dans une position de rotation intérieure et extérieure plus accentuée.

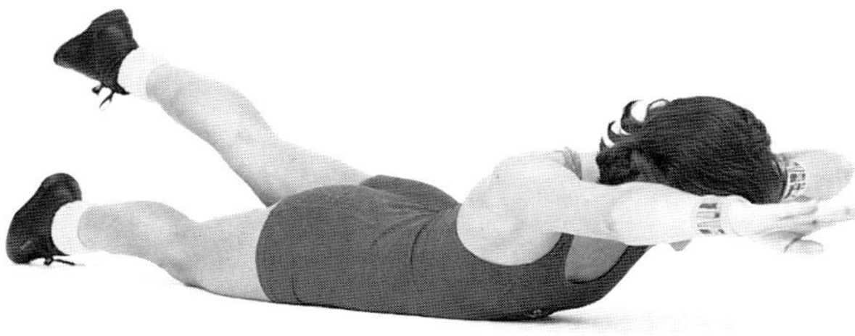

	Niveau 1	Niveau 2
Répétitions	8–10	8–10
Pause	–	15 s
Répétitions	–	8–10

Pliez une jambe, les bras allongés dans l'alignement du corps. Soulevez légèrement le buste et les deux bras et restez dans cette position pendant quelques secondes.

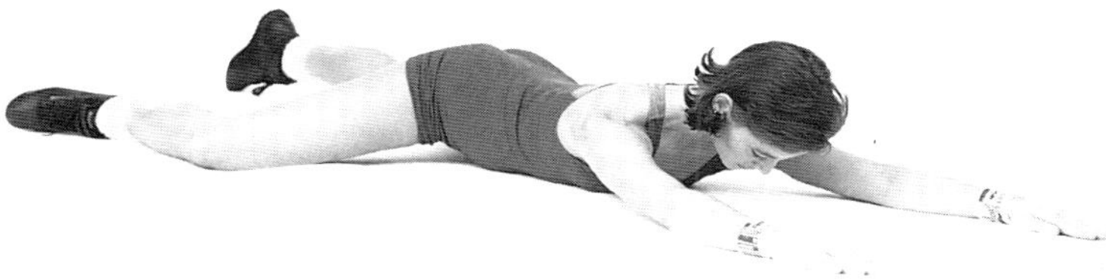

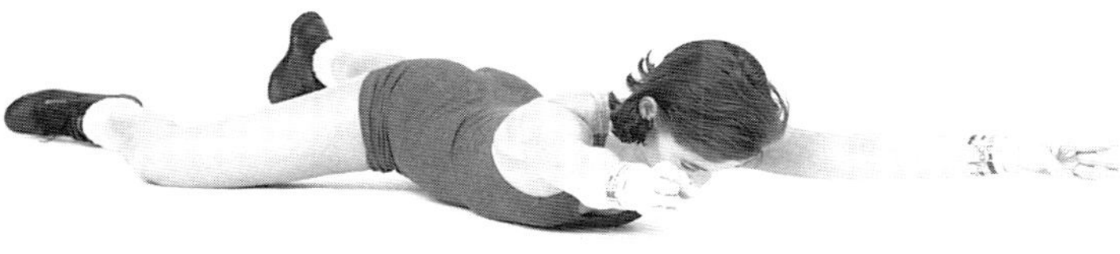

	Niveau 1	Niveau 2
Répétitions	8–10	8–10
Pause	–	15 s
Répétitions	–	8–10

Ventre, taille et hanches

Le buste bien droit, tournez-le vers la gauche et vers la droite.

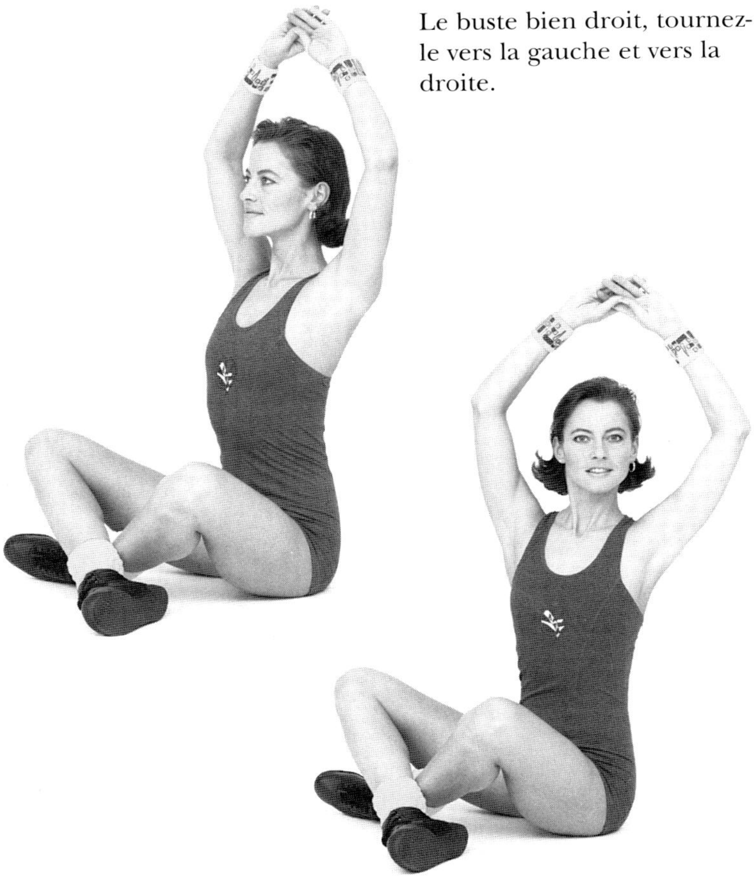

	Niveau 1	Niveau 2
Répétitions	8–10	8–10
Pause	–	15 s
Répétitions	–	8–10

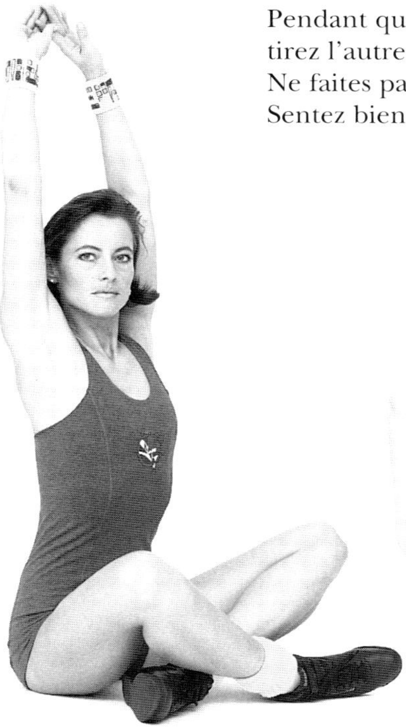

Pendant que vous pliez légèrement un bras, tirez l'autre au maximum à la verticale. Ne faites pas basculer le buste vers le côté. Sentez bien la tension des muscles.

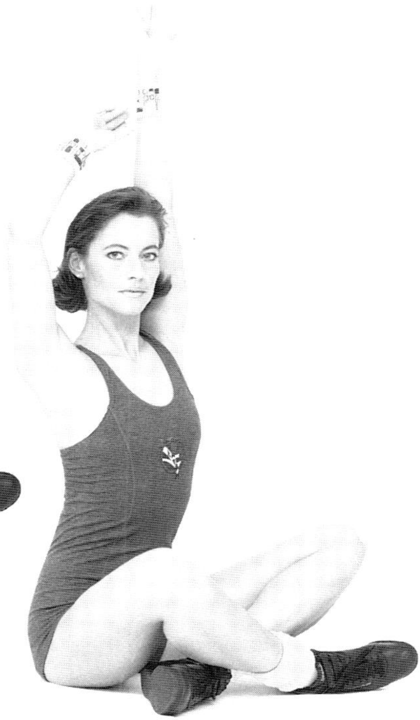

Variante
Tenez la position finale pendant quelques secondes.

	Niveau 1	Niveau 2
Répétitions	8–10	8–10
Pause	–	15 s
Répétitions	–	8–10

RETOUR PROGRESSIF AU CALME

1 – 5

Pour une régénération physique et mentale après un entraînement soutenu, vous devez toujours faire les exercices de retour progressif au calme. Ils servent à la détente et à la purification du métabolisme et vous ne devez pas les exécuter avec trop d'intensité, sinon vous vous sentirez fatigué(e) ultérieurement. La séance de retour au calme doit être un délassement. Écoutez votre corps, surtout pendant les exercices relaxants de l'étirement. Terminez le programme de mise en forme de telle façon que vous sentez l'envie de recommencer.

Tirez les jambes fléchies vers la poitrine. Prenez vos genoux dans les mains, puis tirez la tête vers les genoux. Restez quelque temps dans cette position et prenez conscience de l'effet détendant de cet exercice.

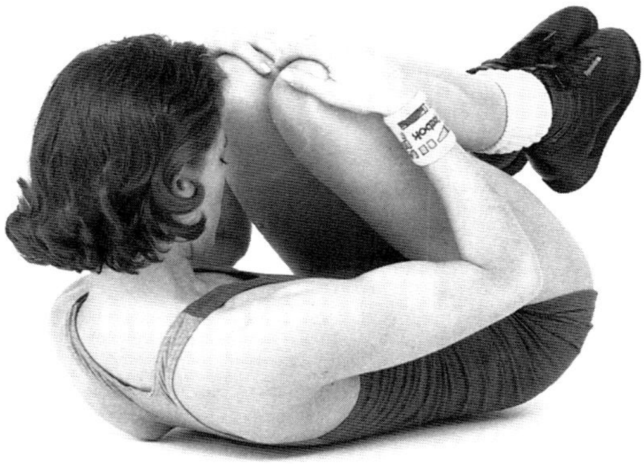

Durée de l'exercice	Pauses
3 fois 30 secondes	20 s

Retour progressif au calme

Soulevez le bassin et faites glisser votre buste vers l'avant. Prenez conscience de l'étirement dans la poitrine, les bras et les épaules.

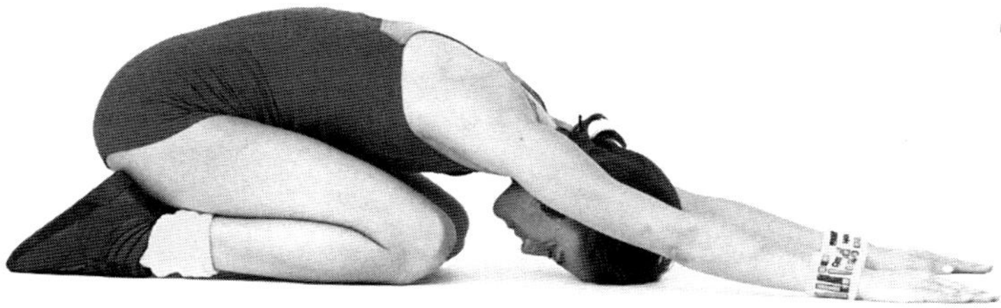

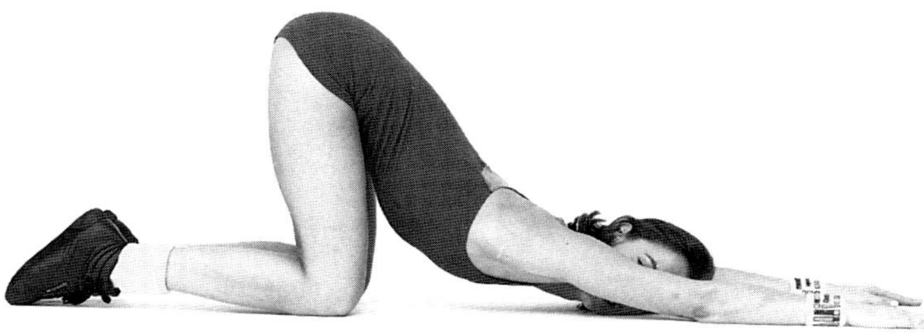

Durée de l'exercice	Pauses
3 fois 30 secondes	20 s

Descendez les genoux tour à tour à droite et à gauche. Pendant toute la durée de l'exercice les épaules restent en contact avec le sol.

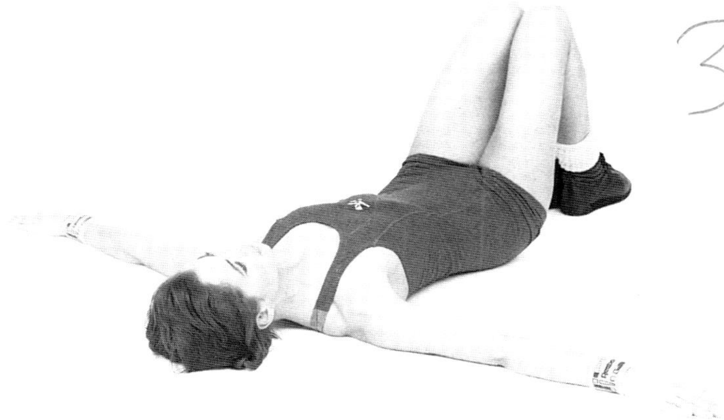

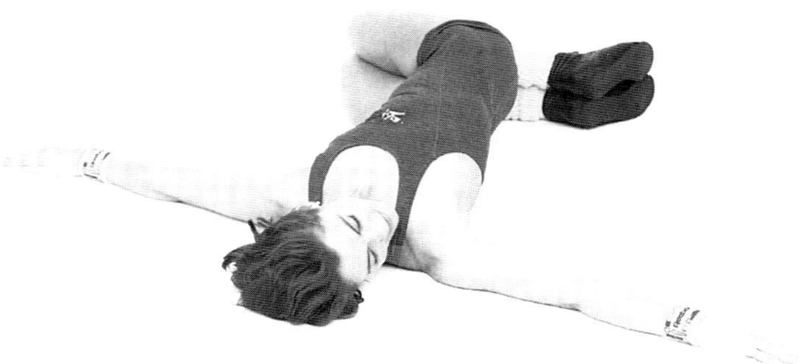

Durée de l'exercice	Pauses
3 fois 30 secondes	20 s

Retour progressif au calme

Complètement détendu(e), vous êtes allongé(e) sur le sol, les jambes fléchies, les pieds posés, les bras tendus derrière la tête.

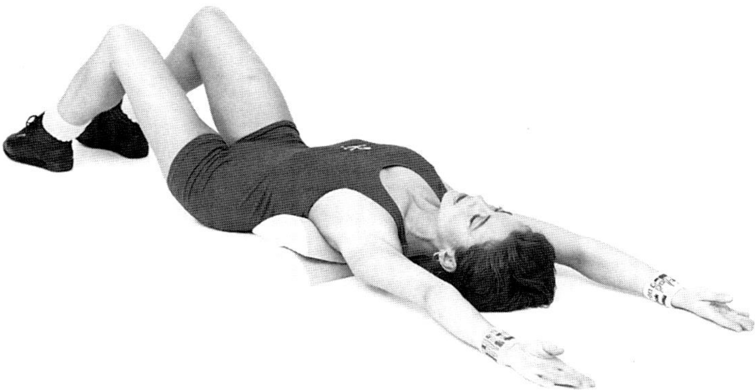

Durée de l'exercice	Pauses
3 fois 30 secondes	20 s

Penchez-vous lentement à gauche puis à droite jusqu'à ce que vous ressentiez un étirement.

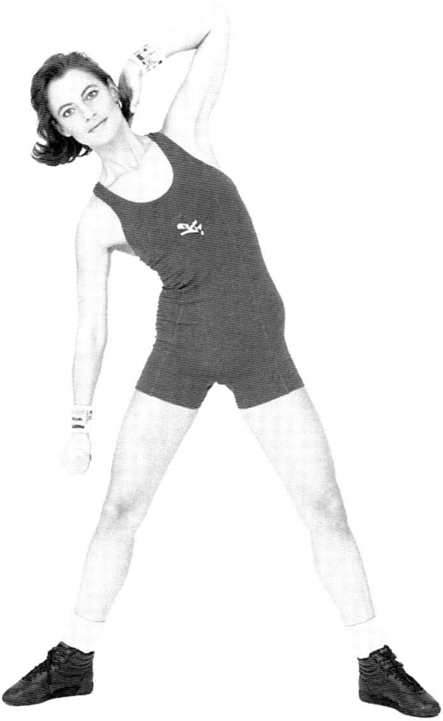

Durée de l'exercice	Pauses
3 fois 30 secondes	20 s

PROGRAMMES D'EXERCICES

Niveau 1 – niveau 2

Programme pour le niveau 1

Programme de 10 minutes pour débutant(e)s

Échauffement	Mise en forme	Retour au calme
1	1	1
6	5	2
9	8	3
	15	
	26	
	32	
	38	
	43	

Programme de 20 minutes pour débutant(e)s

Échauffement	Mise en forme		Retour au calme
1	1	25	1
3	5	26	2
8	8	31	3
9	9	32	
	10	38	
	15	39	
	20	43	
	23		

Programme de 20 minutes pour confirmé(e)s

Échauffement	Mise en forme		Retour au calme
1	2	25	1
3	3	27	2
7	4	29	3
8	6	31	4
9	11	33	
	14	41	
	19	42	
	22		

Programme de 30 minutes pour confirmé(e)s

Échauffement	Mise en forme			Retour au calme
1	2	14	31	1
3	3	17	33	2
4	4	19	41	3
5	6	22	42	4
6	7	25		
7	11	27		
8	13	29		
9				

Programme pour le niveau 2

Programme de 45 minutes pour confirmé(e)s

Échauffement	Mise en forme				Retour au calme
1	2	13	27	40	1
2	3	14	29	41	2
3	4	16	30	42	3
4	5	17	31		4
5	6	18	34		5
6	7	21	36		
7	8	24	37		
8	11	25	39		
9	12	26			